W0253947

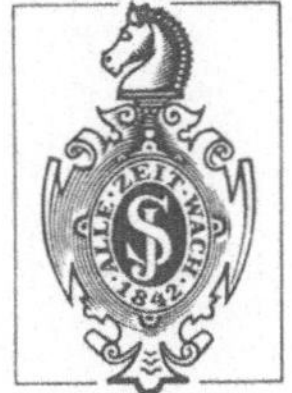
ALLE ZEIT WACH
1842

A. Schrader O. Strubelt G. Wagner F. Amelung (Hrsg.)

Toxisch bedingte Krankheiten des Nervensystems

Mit einem Geleitwort von G. Quadbeck

Springer-Verlag
Berlin Heidelberg New York London Paris
Tokyo Hong Kong Barcelona Budapest

Professor Dr. Adolf Schrader
Universität München
Klinikum Großhadern, Neurologische Klinik
Marchioninistraße 15
D-8000 München 70

Professor Dr. Otfried Strubelt
Medizinische Universität zu Lübeck
Institut für Toxikologie
Ratzeburger Allee 160
D-2400 Lübeck

Professor Dr. Gustav Wagner
Deutsches Krebsforschungszentrum
Institut für Epidemiologie und Biometrie
Im Neuenheimer Feld 280
D-6900 Heidelberg

Dr. Folker Amelung
Deutsches Krebsforschungszentrum
Institut für Experimentelle Pathologie
Im Neuenheimer Feld 280
D-6900 Heidelberg

ISBN-13: 978-3-540-54499-9 e-ISBN-13: 978-3-642-76898-9
DOI: 10.1007/978-3-642-76898-9

CIP-Kurztitelaufnahme der Deutschen Bibliothek
Toxisch bedingte Krankheiten des Nervensystems / A. Schrader ... (Hrsg.). Mit einem Geleitw. von G. Quadbeck. - Berlin ; Heidelberg ; New York ; London ; Paris ; Tokyo ; Hong Kong ; Barcelona ; Budapest : Springer, 1992

NE: Schrader, Adolf [Hrsg.]

2125/3145-543210

Geleitwort

Pathologische Erscheinungen am peripheren und zentralen Nervensystem durch die Einwirkung toxischer Substanzen können für das schädigende Agens charakteristisch sein. In der überwiegenden Mehrzahl der Fälle sind sie aber vieldeutig und bedürfen zu ihrer Klärung und Diagnose außer der beruflichen Anamnese, der Erfassung des Lebensraumes, der Eß- und Trink-Gewohnheiten sowie einer etwaigen Belastung durch Pharmaka und Genußmittel. Da am Zustandekommen eines Krankheitsbildes meist mehrere Faktoren beteiligt sind und die individuelle Empfindlichkeit für ein bestimmtes Agens recht verschieden sein kann, müssen die für ein bestimmtes Krankheitsbild in Frage kommenden Faktoren nebeneinander geprüft werden, um so gegebenenfalls über eine nicht immer mögliche chemische Analyse eine kausale Therapie durchführen zu können.

Ein Gremium deutschsprachiger Experten hat sich bemüht, die unübersichtliche Fülle der Bezeichnungen der neurologischen Krankheitsbilder zu ordnen und zu definieren, wobei auch veraltete und teilweise heute sachlich nicht mehr gerechtfertigte Synonyma aufgeführt wurden. Die unübersehbare Zahl von Substanzen, die gegebenenfalls neurotoxische Schäden verursachen, konnte bei dem zwangsläufig begrenzten Umfang des vorliegenden Buches natürlich nicht vollständig berücksichtigt werden. Dennoch werden außer dem klinischen Neurologen auch der Neuropathologe, der Gerichtsmediziner, der Gutachter, der Jurist und nicht zuletzt auch der Medizinstudent dieses kurze und übersichtliche Nachschlagewerk oft mit Gewinn einsetzen können.

Heidelberg im August 1992 GÜNTER QUADBECK

Vorwort der Herausgeber

Im Spektrum neurologischer Krankheiten sind die akuten und chronischen toxisch bedingten Krankheiten des Nervensystems sowohl hinsichtlich ihrer Bedrohlichkeit und unsicheren Prognose als auch ihrer arbeitsmedizinischen und -rechtlichen Relevanz von erheblicher Bedeutung und großem wissenschaftlichem Interesse. Aus diesem Grund hat eine deutschsprachige Fachkommission, in der sachkundige Neurologen, Neuropädiater, Anästhesisten, Neuropathologen und Pathochemiker sowie Toxikologen vertreten waren, versucht, eine den heutigen Kenntnissen entsprechende Nomenklatur dieses sehr umfangreichen Fachgebietes zu erarbeiten. Ziel des Vorhabens war es, die diagnostischen Begriffe im Sinne einer besseren nationalen und internationalen sowie interdisziplinären Verständigung zu vereinheitlichen. Es wird deshalb empfohlen, zukünftig nur noch die hier vorgeschlagenen Vorzugsbezeichnungen in der Diagnostik und Begutachtung zu verwenden.
Die Arbeit an dieser schwierigen Aufgabe erstreckte sich über mehrere Jahre. Die Vorstellung, sämtliche toxisch bedingten Krankheiten des Nervensystem erfassen und bearbeiten zu können, war von Anfang an als nicht realistisch eingeschätzt worden. Da täglich auf der ganzen Welt neue Substanzen synthetisiert werden und auf den Markt kommen und da zahlreiche dieser Stoffe als technische Produkte arbeitsbedingt oder im Mißbrauch eine vielgestaltige Symptomatik hervorrufen, die erst nach Beobachtung zahlreicher Personen zuverlässig das ganze Spektrum der jeweiligen Krankheitserscheinungen erkennen läßt, kann es nicht gelingen, Vollständigkeit zu erzielen. Es wurde deshalb verabredet, alle Krankheitsbilder, die gut untersucht und bekannt sind, und alle Stoffgruppen, die häufiger Erkrankungen hervorrufen, zu beschreiben. Die Aufgabe bestand darin, für jede Krankheitseinheit aus den dafür verwendeten Termini eine Vorzugsbezeichnung auszuwählen, diesen Begriff exakt zu definieren und alle dazu bekannten Synonyme zusammenzustellen. Das Ergebnis dieser Bemühungen liegt jetzt in Form dieser Publikation vor.
Insgesamt wurden 338 diagnostische Begriffe zusammengestellt

und definiert. Die den deutschen Bezeichnungen zugeordneten englischsprachigen Bezeichnungen wurden der anglo-amerikanischen Literatur entnommen. Diese haben jedoch - im Unterschied zu den deutschen - nicht durchwegs die Qualität von Vorzugsbezeichnungen.

Nach Abschluß der Arbeit danken die Herausgeber in erster Linie allen beteiligten Wissenschaftlern, die viel Zeit in diese schwierige Aufgabe investiert haben. Darüber hinaus ist den Damen der einzelnen Sekretariate für die Abwicklung der umfangreichen Korrespondenz, für die Vorbereitung der Nomenklatur-Sitzungen sowie für die Vorarbeiten zum Druck dieses Buches zu danken. Unser Dank gilt weiter Herrn Dr.rer.pol. Kurt Böhm, dem Leiter der Abteilung Zentrale Datenverarbeitung am Deutschen Krebsforschungszentrum, und Herrn Reinhard Merx für Programmier- und Formatierungsarbeiten zur EDV-gerechten Erfassung und Aufbereitung der Daten und der Texte für den computergesteuerten Lichtsatz.

Schließlich haben wir dem Deutschen Krebsforschungszentrum für die Bereitstellung erheblicher Mittel zur Durchführung und Beendigung des Projektes zu danken. Für die weitere Förderung zur Drucklegung dieses Buches durch den Verband der Chemischen Industrie e.V. sind wir Herrn Dr. I.C. Meerkamp van Embden zu Dank verpflichtet. Dem Springer-Verlag danken wir für sein Entgegenkommen und die vorzügliche Gestaltung des Bandes.

Für Verbesserungs- und Ergänzungsvorschläge wären die Herausgeber den Lesern und Benutzern dieses Buches dankbar.

München, Lübeck
und Heidelberg im August 1992

ADOLF SCHRADER
OTFRIED STRUBELT
GUSTAV WAGNER
FOLKER AMELUNG

Inhaltsverzeichnis

Mitarbeitende Wissenschaftler

Prof. Dr. med. H.-H. v. ALBERT
Nervenkrankenhaus des Bezirks Schwaben
Reisensburger Straße 2
D-8870 Günzburg

Dr. med. F. AMELUNG
Deutsches Krebsforschungszentrum
Institut für Experimentelle Pathologie
Abteilung für Zentrale Histodiagnostik und -dokumentation
Im Neuenheimer Feld 280
D-6900 Heidelberg 1

Prof. Dr. med. D. v. CRAMON
Max-Planck-Institut für Psychiatrie
Neurologische Abteilung
Kraepelinstraße 10
D-8000 München 40

Prof. Dr. med. Ellen GIBBELS
Universitäts-Nervenklinik
Joseph-Stelzmann-Straße 9
D-5000 Köln 41

Prof. Dr. med. H. HACKER
Klinikum der Johann-Wolfgang-Goethe-Universität
Zentrum der Radiologie
Theodor-Stern-Kai 7
D-6000 Frankfurt/Main 70

Prof. Dr. med. G. HARRER
Universität Salzburg
Institut für forensische Psychiatrie
Ignaz-Harrer-Straße 79
A-5020 Salzburg

Prof. Dr. med. W. JACOB
Universität Heidelberg
Institut für Sozial- und Arbeitsmedizin
Abteilung für Dokumentation, historische und soziale Pathologie
Im Neuenheimer Feld 386
D-6900 Heidelberg 1

Prof. Dr. med. G. KLINGHARDT
Merianstraße 23
D-6242 Kronberg/Taunus

Prof. Dr. med. B. LEIBER
Klinikum der Johann-Wolfgang-Goethe-Universität
Zentrum der Medizinischen Informatik
Abteilung für klinische Nosologie und Semiotik
Theodor-Stern-Kai 7
D-6000 Frankfurt/Main 70

Dr. med. H. LIESKE
Bramfelder Chausee 252
D-2000 Hamburg 71

Prof. Dr. med. J. G. MEYER-WAHL
Diakonie-Krankenhaus
Neurologische Abteilung
D-7170 Schwäbisch-Hall

Prof. Dr. med. B. NEUNDÖRFER
Universität Erlangen-Nürnberg
Neurologische Klinik mit Poliklinik
Schwabachanlage 6
D-8250 Erlangen

Dr. med. P. PILZ
Landesnervenklinik Salzburg
Neurologische Abteilung
Ignaz-Harrer-Straße 79
A-5020 Salzburg

Prof. Dr. med. Dr. rer. nat. G. Quadbeck
Universität Heidelberg
Pathologisches Institut
Abt. für Pathochemie und allgemeine Neurochemie
Im Neuenheimer Feld 220-221
D-6900 Heidelberg 1

Prof. Dr. med. Th. Rabinowicz
Université de Genève
Faculté de Médecine
Département de Pathologie
Division de Neuropathologie
2, rue Michel-Servet
CH-1211 Geneve 4

Prof. Dr. med. B. Reitter
Johannes-Gutenberg-Universität
Universitätskinderklinik
Neuropädiatrische Abteilung
Langenbeckstraße 1
D-6500 Mainz

Prof. Dr. med. R. Reuther
Universität Heidelberg
Klinikum der Universität
Neurologische Klinik
Im Neuenheimer Feld 400
D-6900 Heidelberg 1

Prof. Dr. med. D. Schmidt
Universität München
Klinikum Großhadern
Neurologische Klinik
Marchioninistraße 15
D-8000 München 70

Prof. Dr. med. A. Schrader
Universität München
Klinikum Großhadern, Neurologische Klinik
Marchioninistraße 15
D-8000 München 70

Prof. Dr. med. J. M. Schröder
Institut für Neuropathologie der
Medizinischen Fakultät an der
Rheinisch-Westfälischen Technischen Hochschule
Pauwelsstraße
D-5100 Aachen

Prof. Dr. med. Elfriede Sluga
Universität Wien
Neurologisches Institut
Schwarzspanierstraße 17
A-1090 Wien

Prof. Dr. med. O. Stochdorph
Universität München
Institut für Neuropathologie
Thalkirchner Straße 36
D-8000 München 2

Prof. Dr. med. O. Strubelt
Medizinische Universität zu Lübeck
Institut für Toxikologie
Ratzeburger Allee 160
D-2400 Lübeck

Prof. Dr. med. G. Ule
Landfriedstraße 5
D-6900 Heidelberg 1

Dr. med. M. Völpel
Pathologisch-anatomisches Institut
Kempfmühler Straße 2
D-8400 Regensburg

Prof. Dr. med. G. Wagner
Deutsches Krebsforschungszentrum
Institut für Epidemiologie und Biometrie
Im Neuenheimer Feld 280
D-6900 Heidelberg 1

Prof. Dr. med. K. Wiedemann
Krankenhaus Rohrbach
Klinik für Thoraxerkrankungen
Abteilung für Anästhesiologie
Amalienstraße 5
D-6900 Heidelberg 1

Prof. Dr. med. A. Windorfer
Niedersächsisches Sozialministerium
Hinrich-Wilhelm-Kopf-Platz 2
D-3000 Hannover 1

I. Allgemeine toxikologische und neurologische Begriffe

D: Intoxikation
E: Intoxication

Synonym: Vergiftung

Gesundheitsstörung durch exogene chemische Substanzen.

D: Intoxikation des Nervensystems
E: Intoxication of the nervous system

Vergiftungen des zentralen und peripheren Nervensystems können sich als akute, subakute und chronische Formen manifestieren. Man unterscheidet nach den Schwerpunkten der Symptome zwischen → Psychose, → Enzephalopathie, → Optikusneuropathie, → Myelopathie, → Polyneuropathie und → Mononeuropathie. In der Regel handelt es sich um Mischformen. Sie werden durch akzidentelle, berufliche oder sonstige umgebungsbedingte Exposition verursacht, treten bei Medikamenten als unerwünschte Wirkung (Arzneimittelnebenwirkung) auf oder werden durch Abhängigkeit, in suizidaler oder in homizidaler Absicht herbeigeführt.

Anmerkung: Ist die auslösende Noxe bekannt, so sollte sie bei der Diagnose genannt werden: z. B. Quecksilber-Intoxikation, Arsen-Polyneuropathie, embryo-fetales Alkohol-Syndrom, Diphtherie-Polyneuropathie, Solanazeen-Intoxikation, Intoxikation durch Vipern-Biß etc.

D: Organisches Psychosyndrom
E: Exogen psychosis

Synonyme: Exogene Psychose
Hirnorganische Psychose
Körperlich begründbare Psychose
Symptomatische Psychose
Organische Psychose
Intoxikationspsychose (Teilform)

Phänomenologisch unterscheidbare psychische Störungen auf dem Boden allgemeiner oder umschriebener Hirnschädigungen, relativ unabhängig vom spezifischen Charakter der ursächlichen Schädigungen. Unterschieden werden:
Delir (organisches Psychosyndrom mit Bewußtseinstrübung vom Typ der Verwirrtheits- oder Dämmerzustände (nach moderner Klassifikation) oder auch optische Sinnestäuschungen und motorische Unruhe mit oder ohne Situationsverkennung);
Demenz (Gedächtnis- [mnestische] Störungen, Abbau der Intelligenz, Veränderungen der Persönlichkeit, Fehlen von Bewußtseinstrübung);
Amnesie (vornehmlich Gedächtnisstörungen, häufig Konfabulationen, Fehlen von Bewußtseinstrübung; intellektueller Abbau möglich, aber nicht im Vordergrund stehend);
organische Persönlichkeitsveränderung (vom Primärcharakter abweichende Verhaltensmuster ohne belangvolle sonstige Störungen);
Halluzinose (episodische oder persistierende optische oder akustische Halluzinationen ohne Bewußtseinstrübung);
organisches Wahnsyndrom (schizophrenieähnliche Psychosen); und
organisches affektives Syndrom (mit manischen oder depressiven Erscheinungen).

D: Enzephalopathie
E: Encephalopathy

Synonym: Enzephalose

Oberbegriff für nichtentzündliche hirnorganische Schädigungen oder Erkrankungen unterschiedlicher Genese (z. B. toxisch, metabolisch, degenerativ, vaskulär, posttraumatisch u. a.).

D: Opticusneuropathie
E: Optic neuropathy

Oberbegriff für Schädigungen des N. opticus.

D: Myelopathie
E: Myelopathy

Oberbegriff für nichtentzündliche Rückenmarksschädigungen oder Erkrankungen unterschiedlicher Genese (z. B. toxisch, metabolisch, degenerativ, vaskulär, posttraumatisch u. a.).

D: Polyneuropathie
E: Neuropathy

Oberbegriff für generalisierte oder schwerpunktmäßig umschriebene Schädigungen oder Erkrankungen motorischer, sensibler oder autonomer peripherer Neuren. Klinisch entsprechende Reiz- und Ausfallserscheinungen mit unterschiedlicher Prävalenz: schlaffe Lähmungen, Atrophien, Hypo- bis Areflexien, sensible Reiz- oder Ausfallserscheinungen, Schmerzen, vegetative Symptome. Auch Hirnnerven können betroffen sein, mitunter sogar isoliert. Die klinischen Erscheinungen halten sich nicht an das Ausbreitungsgebiet einzelner Nerven oder Wurzeln, sondern betreffen bestimmte Körperareale in symmetrischer oder asymmetrischer Verteilung. Dabei ist an den Extremitäten proximale oder distale Akzentuierung möglich. Am häufigsten sind symmetrische, distal und an den unteren Extremitäten betonte Verteilungsmuster. Seltener sind unilokuläre (etwa Schulter-Armregion) oder multilokuläre Manifestationen (Schwerpunkt-Polyneuropathie, Multiplex-Typ).
Die Nervenleitgeschwindigkeit ist bei primären Entmarkungen gemindert. Elektromyographische Befunde weisen auf einen neurogenen Prozeß hin. Liquor-Eiweiß kann erhöht sein.
Als pathologisch-anatomische Grundprozesse kommen vor: neuronale oder axonale Degeneration, segmentale Entmarkung, Wallersche Degeneration.

D: Mononeuropathie
E: Mononeuropathy

Oberbegriff für Erkrankungen oder Schädigungen eines einzelnen Hirn- oder Spinalnerven.

D: Myopathie
E: Myopathy

Oberbegriff für die Gesamtheit aller Krankheiten, bei denen die Erkrankung der quergestreiften (Willkür-)Muskulatur ganz oder teilweise im Vordergrund steht.

Anmerkung: Der Begriff wird auch eingeengt gebraucht im Sinne einer Abgrenzung gegenüber primär neurogenen Muskelatrophien oder Myositiden.

II. Intoxikationen durch Metalle, Metalloide sowie deren Verbindungen

D: Chronische Aluminium-Intoxikation
E: Chronic intoxication due to aluminium

Synonyme: Toxisches Aluminium-Syndrom
Chronische Aluminium-Vergiftung
Aluminium-Enzephalopathie (Teilform)
Enzephalopathie bei Dialyse (Teilform)
Aluminium-Demenz (nicht mehr gebräuchlich)
Dialyse-Demenz (nicht mehr gebräuchlich)

Vergiftung durch Aluminium (Al) bei Dialysepatienten, charakterisiert durch zentralnervöse Symptomatik kombiniert mit osteolytischen Veränderungen. An klinischen Symptomen finden sich Myoklonien, Tremor, Benommenheit und generalisierte tonisch-klonische Anfälle. Die Frühform ist reversibel. Bei weiterem Fortschreiten der Intoxikation kommt es zu Demenz und gleichzeitiger Osteomalazie, Anämie und möglicherweise Herzmuskelschädigung. Tödlicher Ausgang ist möglich.
Erhöhter Aluminiumgehalt des Nervengewebes. Kennzeichnend ist ein hoher Aluminiumspiegel im Serum bei gleichzeitig gesenktem Phosphatspiegel. Die Wirkung wird einmal durch Hemmung der magnesiumhaltigen Fermentsysteme und zum anderen durch Bildung von schwer löslichem Aluminiumphosphat und Einbau von Aluminium in die Knochenstrukturen hervorgerufen.
Therapeutisch empfiehlt sich Verwendung von aluminiumfreien Dialysatlösungen für die Hämodialyse, gegebenenfalls parenterale Phosphatzufuhr, Absetzen einer Aluminiumhydroxid-Therapie. Im fortgeschrittenen Stadium ist der therapeutische Erfolg zweifelhaft.

D: Akute Blei-Intoxikation
E: Acute intoxication due to lead

Synonym: Akute Blei-Vergiftung

Seltene akute Schwermetallvergiftung mit Blei (Pb) (MAK-Wert*: 0,1 mg/m^3), bei der Symptome von seiten des Zentralnervensystems im Vordergrund stehen. Über unsystematisierten Schwindel, Kopfschmerzen, Übelkeit, Erbrechen, allgemeine Abgeschlagenheit und Benommenheit kann es in wenigen Stunden zu deliranten Zuständen, Halluzinationen, generalisierten tonisch-klonischen Anfällen und schließlich zu Koma und Tod kommen.
Pathologisch-anatomisch gekennzeichnet durch ausgeprägtes Hirnödem sowie gelegentlich akute Nekrosen im Mark von Groß- und Kleinhirn.

Anmerkung: Therapeutisch ist Dimercaprol (BAL) bei Bleiintoxikation kontraindiziert, da der BAL-Blei-Komplex ebenso toxisch ist wie Blei selbst; stattdessen empfehlen sich D-Penicillamin oder Natriumkalziumedetat.

* MAK = Maximale Arbeitsplatz-Konzentration

D: Chronische Blei-Intoxikation
E: Chronic intoxication due to lead

Synonyme: Chronische Blei-Vergiftung
Blei-Polyneuropathie (Teilform)
Blei-Myelopathie (Teilform)
Myelopathia saturnina (Teilform)
Blei-Enzephalopathie (Teilform)
Blei-Nephropathie (Teilform)

Chronische Schwermetallvergiftung mit Blei (Pb). Es ist zwischen den frühzeitig einsetzenden Zeichen mit abdominellen Koliken und →Blei-Enzephalopathie einerseits und den später auftretenden Symptomen wie Anämie, Bleikolorit, Bleisaum am Zahnfleisch, Bleibänder an Röhrenknochen, Bleiarthralgien, Porphyrinurie sowie Deltaaminolaevosinsäure im Urin, Hypertonus, Nephropathie und →Polyneuropathie zu unterscheiden.
Beim Erwachsenen im Beginn vor allem Schlaflosigkeit, Kopfschmerzen und Schwindelerscheinungen sowie Merkfähigkeitsstörungen (Enzephalopathie). Später können Myoklonien, generalisierte tonisch-klonische Anfälle sowie exogene Psychosen auftreten. Das Krankheitsbild kann in eine Demenz einmünden.
Bei Kleinkindern finden sich frühzeitig Zeichen erhöhten Hirndruckes wie Stauungspapille, Klaffen der Schädelnähte sowie ein Hydrocephalus internus et externus (siehe kindliche Blei-Enzephalopathie). Später entwickeln sich generalisierte tonisch-klonische Anfälle. Seltener sind herdförmige Störungen, die vor allem das extrapyramidal-motorische System betreffen, ebenso auch Strangsymptome des Rückenmarks (Myelopathia saturnina).
Pathologisch-anatomisch stehen vor allem fokale Kapillar- und Endothelproliferationen sowie eine Gefäßwandhyalinose im Vordergrund, akzentuiert in tieferen Rindenschichten des Großhirns. Neben degenerativen Nervenzellveränderungen unterschiedlicher Lokalisation und Ausdehnung werden häufig gefäßabhängige Nekrosen in Brücke und Groß- und Kleinhirnrinde beobachtet, ferner eine ausgeprägte, diffuse oder herdförmige Gliose, vor allem im Hirnstamm (Substantia nigra) und den äußeren Kortexschichten des Großhirns. Eine bevorzugte Schädigung des Kleinhirns, der Stammganglien oder der Vorderhörner des Rückenmarks kommt gelegentlich vor.

D: Blei-Enzephalopathie
E: Encephalopathy due to lead

Synonym: Encephalopathia saturnina

→ Enzephalopathie nach chronischer Blei-Vergiftung, gekennzeichnet durch starke Kopfschmerzen und anfangs vor allem durch quälende Schlaflosigkeit trotz großer Müdigkeit, Schwindel sowie Merkfähigkeitsstörungen. Später können Myoklonien, generalisierte tonisch-klonische Anfälle, infolge pathologisch gesteigerter Alkoholintoleranz überraschend raptusartige Verwirrtheitszustände sowie Psychosen mit schizophrenieartiger Symptomatik auftreten, die in eine Demenz einmünden können.

D: Kindliche Blei-Enzephalopathie
E: Encephalopathy of infancy due to lead

Synonym: Infantile Blei-Enzephalopathie

→ Enzephalopathie nach chronischer Blei-Vergiftung, vorwiegend bei Kleinkindern (z. B. parenterale Aufnahme von abgeblätterten Blei-haltigen Anstrichfarben). Tritt nach Prodromalstadium unterschiedlicher Dauer von Wochen bis Monaten mit psychischen Auffälligkeiten (Pica-Syndrom), Blässe, Irritabilität, Unruhe und Appetitlosigkeit als akutes Krankheitsbild mit therapierefraktären, generalisierten tonisch-klonischen Anfällen, Bewußtseinsminderung und erhöhtem Hirndruck auf. Häufig postparoxysmale Lähmungen. Manchmal stehen Optikusatrophie, akuter Hydrocephalus internus oder Tremor im Vordergrund. Bleisäume an den Schleimhäuten sind bei Kindern selten; eine Anämie mit basophil getüpfelten Erythrozyten ist zumeist vorhanden.
Obstipation, hohe Phosphat- und Vitamin-D_3-Zufuhr erhöhen Bleiaufnahme und -einbau in das Skelettsystem.

D: Intoxikation durch organische Bleiverbindungen
E: Intoxication due to organic lead compounds

Synonyme: Tetraalkyl-Blei-Vergiftung
Tetramethyl-Blei-Vergiftung
Tetraäthyl-Blei-Vergiftung
Bleitetramethyl-Vergiftung (falsch)
Bleitetraäthyl-Vergiftung (falsch)

Akute Schwermetallvergiftung durch organische Bleiverbindungen (vor allem Tetramethyl- ($Pb\text{-}(CH_3)_4$) und Tetraäthyl-Blei ($Pb\text{-}(CH_3CH_2)_4$); MAK-Wert: 0,01 ml/m^3 (ppm), 0,075 mg/m^3) mit Appetitlosigkeit, Hypotonie, Hypothermie, Bradykardie, Übelkeit und Erbrechen. Im Vordergrund stehen zentralnervöse Störungen mit Kopfschmerzen, beständiger Erregung, Schlaflosigkeit, generalisierten tonisch-klonischen Anfällen, Halluzinationen sowie Delirien mit ähnlicher Symptomatik wie bei → Alkohol-Intoxikation. Außerdem finden sich Reflexsteigerung, Tremor der Hände und Psychosen mit schizoider oder maniformer Symptomatik. Wirkungsmechanismus wie bei → Blei-Intoxikation.

D: Blei-Polyneuropathie
E: Neuropathy due to lead

Synonym: Blei-Lähmung

→ Polyneuropathie nach Intoxikation mit organischen und anorganischen Bleiverbindungen sowie mit metallischem Blei. Bei Erwachsenen kommt es zu vorwiegend oder rein motorischer Polyneuropathie vom Multiplex-Typ mit bevorzugtem Befall der Hand- und Fingerstrecker, bei Kindern zu distal betontem symmetrischem Tetraplegie-Syndrom mit sensiblen Reiz- und Ausfallserscheinungen. Selten sind zumeist flüchtige Amblyopien (Beteiligung der Netzhautgefäße), Oculomotorius- oder Trochlearisparesen oder auch Schwerhörigkeit bzw. Ertaubung.
Im Liquor häufig Eiweißvermehrung. Die Nervenleitgeschwindigkeit ist oft vermindert.
Pathologisch-anatomische Befunde sprechen für vorwiegend axonale Schädigung.

D: Chronische Gold-Intoxikation
E: Chronic intoxication due to gold salts

Synonyme: Chronische Gold-Vergiftung
Natriumgold(III)thiosulfat-Intoxikation
Natriumgold(III)thiomalat-Intoxikation
Aurothioglukose-Intoxikation

Krankheitsbild nach Einwirkung organischer Goldverbindungen (Au), meist Antirheumatika, mit Stomatitis, metallischem Geschmack, Brechreiz, Fieber und Diarrhöen, vereinzelt Chrysiasis und Photosensibilisierung. Auffälliger Pruritus und allergisch bedingte Exantheme der Schleimhaut und Haut, dazu Störungen des Blutbildes (aplastische Anämie, Granulozytopenie, thrombozytopenische Purpura, Globulinämie und Albuminämie), Störungen der Nierenfunktion (Hämaturie, Proteinurie, Polyurie, die bis zu Anurie und Urämie fortschreiten kann) und Leberschädigung (ikterische, cholestatische Hepatitis). Gelegentlich Schäden des peripheren und zentralen Nervensystems wie Sehstörungen (→Optikusneuropathie), sensible Reizerscheinungen und (meist symmetrische) proximal betonte Paresen (→Gold-Polyneuropathie) sowie - sehr selten - zentralnervöse Störungen (→Gold-Enzephalopathie).

D: Gold-Polyneuropathie
E: Neuropathy due to gold salts

Synonyme: Natriumgold(III)thiosulfat-Polyneuropathie
Natriumgold(III)thiomalat-Polyneuropathie
Aurothioglukose-Polyneuropathie
Gold-Polyneuritis (irreführend)
Gold-Optikusneuropathie (Teilform)

→ Polyneuropathie nach lang anhaltender Therapie mit organischen Goldverbindungen, gekennzeichnet durch meist symmetrische, oft proximal betonte Paresen der Extremitäten und sensible Reizerscheinungen, namentlich heftige Spontanschmerzen, gelegentlich auch akuter Beginn unabhängig von Dauer und Dosis der Goldsalzbehandlung, offenbar allergische Reaktion mit erhöhten Eiweißwerten im Liquor. Vereinzelt Optikusneuropathie.

D: Gold-Enzephalopathie
E: Encephalopathy due to gold salts

Seltene → Enzephalopathie nach lang andauernder, hochdosierter Gold-Therapie, gekennzeichnet durch Verwirrtheit, Desorientierung und selten generalisierte tonisch-klonische Anfälle.

D: Lithium-Intoxikation

Siehe Abschnitt „Intoxikationen durch Arzneimittel".

D: Lithium-Polyneuropathie

Siehe Abschnitt „Intoxikationen durch Arzneimittel".

D: Chronische Mangan-Intoxikation
E: Chronic intoxication due to manganese

Synonyme: Mangan-Vergiftung
Manganismus
Mangan-Enzephalopathie (Teilform)
Exogene Psychose durch Mangan (Teilform)
Psellismus manganalis (Teilform)
Mangan-Stottern (Teilform)

Chronische Vergiftung mit Mangansalzen, im wesentlichen Mangan-Dioxid (MnO_2) (MAK-Wert: 5 mg/m^3). Oft lange Latenz zwischen Manganexposition und Auftreten der Krankheitssymptome. Anfangs besteht meist körperliche Schwäche, Müdigkeit und erhöhtes Schlafbedürfnis; später steht das klinische Bild eines Parkinson-Syndroms im Vordergrund. Euphorie, optische und akustische Halluzinationen sowie eine maniforme Psychose können auftreten.
Pathologisch-anatomisch fortgeschrittener Nervenzellausfall, besonders im inneren Pallidum, weniger im äußeren Pallidum und im Neostriatum.

D: cis-Platin-Polyneuropathie

Siehe Abschnitt „Intoxikationen durch Arzneimittel“.

D: Akute Quecksilber-Intoxikation
E: Acute mercury intoxication

Synonyme: Akute Quecksilber-Vergiftung
Quecksilber-Nephropathie (Teilform)
Quecksilber-Schock (Teilform)
Quecksilber-Pneumonie (Teilform)
Quecksilber-Polyneuropathie (Teilform)

Akute Vergiftung durch Quecksilber (Hg) oder seine Salze (MAK-Wert: 0,01 ml/m^3 (ppm), 0,1 mg/m^3) nach Inhalation von metallischen Quecksilberdämpfen oder Aufnahme löslicher Quecksilbersalze. Durch Verätzungen der Atemwege entwickeln sich innerhalb kurzer Zeit chemisch-toxisch bedingte Bronchitiden und bronchopneumonische Reaktionen mit Reizhusten, Dyspnoe, retrosternalen Schmerzen und Fieber. Bei oraler oder parenteraler Aufnahme von Quecksilbersalzen kommt es zu akuter Gastroenteritis mit Übelkeit, Erbrechen, Leibschmerzen, nachfolgend zu ulzerös-hämorrhagischer Kolitis mit blutigen Durchfällen, Kreislaufkollaps und Schock. Nach Überstehen dieser Intoxikationsphase ulzeröse Stomatitis, intensiver Metallgeschmack und Hypersalivation, schließlich Polyurie, Anurie und Urämie (Quecksilber-Nephropathie). Im Überlebensfall lang andauernde Hyposthenurie. In manchen Fällen werden Störungen des peripheren Nervensystems beobachtet (→Quecksilber-Polyneuropathie). Unbehandelt häufig letaler Ausgang durch Schock oder Urämie.

D: Chronische Quecksilber-Intoxikation
E: Chronic mercury intoxication

Synonyme: Chronische Quecksilber-Vergiftung
Mercurialismus
Hydrargyrismus
Feer-Krankheit (Eponym)
Kalomel-Krankheit (obsolet)
Quecksilber-Polyneuropathie (Teilform)
Quecksilber-Enzephalopathie (Teilform)
Exogene Psychose durch Quecksilber (Teilform)
Erethismus mercurialis (Teilform)
Tremor mercurialis (Teilform)
Quecksilber-Nephropathie (Teilform)

Chronische Vergiftung durch metallisches Quecksilber (Hg) und seine Salze (MAK-Wert: 0,01 ml/m^3 (ppm), 0,1 mg/m^3). Anfangs Abgeschlagenheit, Schwindel, vermehrter Speichelfluß, Metallgeschmack, häufig eitrige Sinusitis, manchmal Stomatitis und später Proteinurie. Ein nephrotisches Syndrom kann eintreten, Störungen des zentralen und peripheren Nervensystems stehen aber im Vordergrund: Stirnkopfschmerz, Intentionstremor (Tremor verläuft wellenförmig über den ganzen Körper und beschränkt sich nicht auf einzelne Extremitäten), Schmerzzustände, zentrale und periphere Lähmungen (→Quecksilber-Polyneuropathie), Dysarthrien, Merkfähigkeitsstörungen, Affektinkontinenz, Erregungszustände und paranoides Verhalten; bei Kindern muskuläre Hypotonie.
Quecksilber reagiert mit Fermenten, die Schwefelwasserstoffgruppen enthalten. Darüber hinaus werden Proteine denaturiert.
Therapeutisch ist BAL oder DMPS (Dimercaptopropansulfonat), ersatzweise Penicillamin indiziert; Kalzium-dinatrium-ethylendiamin-tetraazetat (Ca-Na_2-EDTA) ist wesentlich weniger wirksam. Zusätzlich Vitamin B_1, Verbot von Alkohol und Nikotin.

D: Intoxikation durch organische Quecksilberverbindungen

Siehe Abschnitt „Intoxikationen durch Pestizide".

D: Quecksilber-Polyneuropathie
E: Neuropathy due to mercury

Synonym: Quecksilber-Polyneuritis (irreführend)

Symmetrische, vorwiegend sensible → Polyneuropathie nach akuter oder chronischer Quecksilber-Intoxikation. Bezeichnend ist die Kombination von sensibler Polyneuropathie, Myelopathie, Optikusneuropathie und zerebellären Symptomen (Tremor, Ataxie, Dysarthrie). Bei Hautkontakt entsprechend lokal akzentuierte Erscheinungen.
Liquoreiweiß gelegentlich vermehrt. Elektroneuro- und -myographisch zumeist nur geringgradige Veränderungen.

D: Thallium-Intoxikation und Thallium-Polyneuropathie

Siehe Abschnitt „Intoxikationen durch Pestizide".

D: Chronische Wismut-Intoxikation
E: Chronic intoxication due to bismuth

Synonyme: Wismut-Vergiftung
Wismutose
Bismutismus
Bismutose
Wismut-Enzephalopathie (Teilform)
Wismut-Nephropathie (Teilform)

Chronische orale oder kutane Vergiftung durch Wismutverbindungen (Bi). Gastrointestinale Störungen, Leber- und toxische Nierenschäden (Wismut-Nephropathie) können auftreten. Außerdem finden sich Hautpigmentierungen und eventuell Dermatitiden. Neurologische Symptome sind Kopfschmerz, Schlaflosigkeit, Bewußtseinsstörungen, Verwirrtheit, Halluzinationen, Myoklonien und zerebellare Symptome (Wismut-Enzephalopathie).
Wismut reagiert mit Fermenten, die Schwefelwasserstoffgruppen enthalten. Ungeklärt ist die Affinität zum Zentralnervensystem und besonders zum Kleinhirn. Die Ausscheidung erfolgt nur langsam.

D: Zinn-Enzephalopathie

E: Encephalopathy due to organic tin compounds

Intoxikation durch organische Zinnverbindungen (Sn), insbesondere durch Alkyl-, weniger durch Aryl-Zinn-Verbindungen (MAK-Wert: 0,1 mg/m^3). Bei Mono- und Dialkyl-Zinnverbindungen stehen Hautveränderungen, bei Tri- und Tetraalkyl-Verbindungen zentralnervöse Störungen ganz im Vordergrund der klinischen Erscheinung. Zunehmendes Hirnödem mit Kopfschmerzen, anfangs mit unterschiedlicher Lokalisation. Generalisierte tonisch-klonische Anfälle können auftreten. Weitere Symptome sind Erbrechen, Bradykardie, Gleichgewichtsstörungen, Doppelbilder sowie Bewußtseinsveränderungen, die bis zu Bewußtlosigkeit und Koma fortschreiten können. Tod durch Atemlähmung oder Herzstillstand ist möglich.

Pathologisch-anatomisch Hirnödem mit Aufsplittung der Myelinlamellen und interlamellärem Hydrops der Markscheide („Zinnödem“).

III. Intoxikationen durch Gase

D: Sauerstoff-Intoxikation
E: Intoxication due to oxygen

Synonym: Sauerstoff-Vergiftung

Akute Vergiftung durch Inhalation von reinem Sauerstoff (O_2) bei Überdruck. Kennzeichnend sind Blässe, Hyperhidrosis, Hypersalivation, Schwindel, Brechreiz, Bradykardie und erhöhter Blutdruck. Die Beeinträchtigung des Zentralnervensystems führt zu Bewußtlosigkeit, generalisierten tonisch-klonischen Anfällen, Lähmungen und in schweren Fällen zum Tode.
Die hohe Sauerstoffkonzentration ruft eine Störung der autoregulativen Hirndurchblutung hervor. Es kommt zu herdförmigen Funktionsausfällen und Kohlendioxidanreicherung im Gewebe durch Mangel an reduziertem Hämoglobin, das als Blutpuffer für den Kohlendioxidtransport dient. Bei erhöhtem arteriellem Sauerstoff-Partialdruck bei Früh- und Neugeborenen unter maschineller Beatmung mit überhöhten Sauerstoff-Partialdrucken ist die Entwicklung einer retrolentalen Fibroplasie, z. T. mit gravierenden Sehstörungen möglich.

D: Dekompressionskrankheit
E: Decompression sickness

Synonyme: Caissonkrankheit (obsolet)
Druckfallkrankheit (mehrdeutig, obsolet)
Dysbarische Myelomalazie (Teilform)
Dysbarische Myelopathie (Teilform)

Symptomenkomplex durch Ischämien mit unterschiedlicher Ausprägung durch Gasblasenbildung (Stickstoff, Helium) in Körpergeweben und Blutgefäßen infolge Erniedrigung des Umgebungsluftdrucks. Es lassen sich zwei Typen unterscheiden:
Typ I mit der Symptomatik Juckreiz, fleck- oder streifenförmige Rötung, eventuell auch mit zusätzlichen Hautschwellungen und Muskel- und Gelenkschmerzen, sogenannten Bends.
Typ II mit Manifestationen im Zentralnervensystem und im Innenohr. Komplette oder inkomplette Querschnittssymptomatik (Di- oder Tetraplegie, Miktions- und Defäkationsstörungen, sensible Ausfälle auch mit Brown-Sequard'scher Verteilung), Änderung des Bewußtseins bis zur Bewußtlosigkeit, Zeichen der Mittelhirnsymptomatik der Phasen I bis IV, isoliert davon auftretende Augenmotilitätsstörungen (vor Eintritt der Mittelhirnsymptomatik), fokale neurologische Ausfälle (sensible und motorische Störungen, aphasische, agnostische, amaurotische Symptome, Skotom) sowie Hörminderung bis zu Hörverlust.
Eine massive Gasembolie, eventuell kombiniert mit Fettembolie, kann bei sehr schneller Druckminderung, z. B. bei plötzlichem großem Leck einer Druckkabine eines Flugzeugs in 8-10.000 m Höhe, unter Zyanose und Atemnot auftreten.

D: Tiefen-Rausch
E: Nitrogen narcosis

Synonym: Stickstoff-Narkose bei Tauchern

Passageres hirnorganisches Syndrom mit vordergründiger Euphorie, Denk-, Sprach- und Koordinationsstörungen beim Tauchen mit Luft in Tiefen von mehr als 40 m (inspiratorischer Stickstoffdruck mehr als 4,0 bar) mit möglichem Bewußtseinsverlust.

D: Sauerstoff-Intoxikation beim Tauchen
E: Oxygen poisoning in diving

Synonym: Sauerstoff-Vergiftung bei Tauchern

Bewußtseinsstörungen und generalisierte tonisch-klonische Anfälle beim Tauchen mit 100% Sauerstoff in Tiefen von mehr als 10 m oder einem Sauerstoffteildruck von über 2,5 bar. Bei tagelangem Atmen unter einem Sauerstoffdruck von mehr als 0,5 bar können Symptome von seiten der Lunge und des Kreislaufs (Lungenödem, Verminderung des Herz-Minuten-Volumens) sowie ein Hirnödem auftreten. Den zentralen Symptomen gehen meist Parästhesien vor allem an den Fingern und im perioralen Bereich voraus.
Körperliche Aktivität erhöht die Sensibilität des zentralen Nervensystems für Hyperoxie.

D: Akute Kohlenmonoxid-Intoxikation

E: Acute intoxication due to carbon monoxide

Synonyme: Akute Kohlenmonoxid-Vergiftung
Akute Kohlenoxid-Vergiftung
Akute CO-Vergiftung
Intrauterine Kohlenmonoxid-Intoxikation (Teilform)

Akute Vergiftung durch Kohlenmonoxid (CO) (MAK-Wert: 30 ml/m^3 (ppm), 33 mg/m^3) durch Bildung von Karboxihämoglobin; daneben Hemmung der Cytochromoxidase. Je nach Kohlenmonoxidkonzentration kommt es zu Müdigkeit, rosiger Hautfarbe, vertiefter, unregelmäßiger Atmung, Dyspnoe, Kopfschmerzen, Ohrensausen, labyrinthärem Schwindel, Erbrechen, Augenflimmern, Blutdruckabfall und Tachykardie, mitunter zu Tachyarrhythmie, und durch ausgeprägte Hypoxie zu Herzinfarktsymptomatik sowie Anurie (Myoglobulinämie infolge Muskelnekrosen) und Bewußtlosigkeit. Bei hohen Kohlenmonoxidkonzentrationen kann Bewußtlosigkeit nach wenigen Atemzügen und Tod innerhalb weniger Minuten eintreten. Nach überstandener Kohlenmonoxid-Intoxikation kann ein Parkinson-Syndrom zurückbleiben (pathologisch-anatomisch: bilaterale Pallidum-Erweichung). Weiterhin werden depressive Verstimmung, paranoid-halluzinatorische Psychose, Korsakow-Syndrom und Demenz beobachtet. Endokrine Störungen (verminderte Glukosetoleranz, Morbus Basedow) kommen vor.
Während der Gravidität wirkt sich eine Kohlenmonoxid-Intoxikation auf die Frucht stärker aus (intrauterine Kohlenmonoxid-Intoxikation) als auf die Schwangere. Im Embryonalstadium kommt es meist zum Abort, im Fetalstadium zu Entwicklungsstörungen bzw. polyzystischen Einschmelzungen des Gehirns. Soweit die Schädigungen überlebt werden (oft intrauteriner Fruchttod), resultieren klinische Defekt-Syndrome.
Beatmung mit hochprozentigem Sauerstoff ist therapeutisch wirksam.

D: Kohlenmonoxid-Intoxikation, intervalläre Verlaufsform

E: Intoxication due to carbon monoxide, relapsing course

Seltene Form der Kohlenmonoxid-Intoxikation. Initialphase wie bei der akuten Intoxikation. Nach einigen Tagen Aufhellung der Bewußtseinslage und vorübergehende Besserung. Zwei bis drei Wochen nach der Vergiftung erneutes Auftreten zerebraler Symptome mit Bewußtseinstrübung. Tod im Koma.
Pathologisch-anatomisch diffuse Hemisphärenmarkschädigung durch kleinfleckige, gefäßunabhängige Entmarkungen (Typ der Grinkerschen Myelinopathie) bzw. ausgedehnte Nekroseherde in der weißen Substanz.

D: Chronische Kohlenmonoxid-Intoxikation

E: Chronic intoxication due to carbon monoxide

Synonyme: Chronische Kohlenmonoxid-Vergiftung
Chronische CO-Vergiftung

Chronische Intoxikation als Folge wiederholter oder dauernder Einatmung „subtoxischer" Dosen von Kohlenmonoxid (CO). Zunächst uncharakteristische Frühsymptome wie Kopfschmerzen, Schwindel, Übelkeit, Reizbarkeit und Müdigkeit. Später Anämie, Augenzittern (Bergmanns-Nystagmus), Apraxie, Agnosie, extrapyramidale Symptome (Parkinson-Syndrom), depressive Verstimmung, produktive Psychosen, Demenz. Verzögerte Manifestation.
Pathologisch-anatomische Befunde wie bei akuter oder intervallärer Verlaufsform.

D: Kohlendioxid-Intoxikation
E: Intoxication due to carbon dioxide

Synonyme: Kohlendioxid-Vergiftung
CO_2-Vergiftung
Kohlensäure-Vergiftung
Gärgas-Vergiftung

Akute Vergiftung bei Konzentrationen von 4 bis 6% Kohlendioxid (CO_2) in der Atemluft (MAK-Wert: 5000 ml/m^3 (ppm), 9000 mg/m^3) Es treten Kopfschmerzen, Ohrensausen, Erregungszustände, Schwindel und Benommenheit auf. Steigt die Konzentration in der Atemluft auf 8 bis 10%, kommt es zu Gleichgewichtsstörungen, generalisierten tonisch-klonischen Anfällen, Bewußtlosigkeit und Atemstillstand. Bei Kohlendioxidkonzentrationen über 12% tritt sofortiger Tod ein.

D: Schwefelwasserstoff-Intoxikation
E: Intoxication due to hydrogen sulfide

Synonyme: Schwefelwasserstoff-Vergiftung
Hydrogensulfid-Intoxikation
Schwefelwasserstoff-Intoxikation, apoplektische Form (Verlaufsform)

Akute oder chronische Vergiftung durch Schwefelwasserstoff (H_2S) (MAK-Wert: 10 ml/m^3 (ppm), 15 mg/m^3).
Bei akuter Vergiftung kommt es neben Schleimhautreizung, Hyposmie, gastrointestinalen Störungen, Dyspnoe und Zyanose zu neurologischen Symptomen. Bei Atemluftkonzentration von ≥ 1200 ppm tritt sofortiger Tod durch Atemstillstand ein (apoplektische Form). Bei niedrigerer Konzentration entwickelt sich ein subakutes Krankheitsbild mit Übelkeit, Mattigkeit, Atemnot und einer Vielzahl zentralbedingter Störungen: Gleichgewichtsstörungen, motorische Unruhe, Erregungszustände, generalisierte tonisch-klonische Anfälle, Delirien, stuporöse Zustände mit Übergang in Demenz.
Die chronische Vergiftung führt zu Störungen des Allgemeinbefindens, Gewichtsabnahme sowie zu Kreislaufstörungen, Schleimhautreizung, chemisch-toxischer Bronchitis, Konjunktivitis und Korneatrübung.
Das Gift wirkt über Inaktivierung eisenhaltiger Fermente, insbesondere der Cytochromoxidase. Außerdem führt es zur Reduzierung von Schwefelbindungen im Glutathion-Cystin-Cystein-System.

D: Methylmercaptan-Intoxikation
E: Intoxication due to methylmercaptane

Synonyme: Methylmercaptan-Vergiftung
Methanthiol-Intoxikation

Akute oder chronische Vergiftung mit dem gasförmigen Thioalkohol Methylmercaptan (Methanthiol; CH_3SH) (MAK-Wert: 0,5 ml/m^3 (ppm), 1 mg/m^3). Bei niedrigen Konzentrationen Schleimhautreizung, allgemeine Schwäche, Übelkeit, Brechreiz, Erbrechen, Schwindel und Kopfschmerzen. Zunehmende Intoxikation wirkt narkoseähnlich und kann zu Benommenheit, Tachykardie, Kreislaufkollaps, Zyanose und generalisierten tonisch-klonischen Anfällen führen.

D: Äthylmercaptan-Intoxikation
E: Intoxication due to ethylmercaptane

Synonyme: Äthylmercaptan-Vergiftung
Äthanthiol-Intoxikation

Akute oder chronische Vergiftung mit dem flüssigen Thioalkohol Äthylmercaptan (Äthanthiol; CH_3CH_2SH) (MAK-Wert: 0,5 ml/m^3 (ppm), 1 mg/m^3). Infolge des hohen Dampfdrucks der Flüssigkeit erfolgt die Vergiftung meist durch Inhalation. Die Symptomatik ist die gleiche wie bei der → Methylmercaptan-Intoxikation.

IV. Intoxikationen durch organische Verbindungen

1. Technische Lösungsmittel

D: Methylalkohol-Intoxikation

E: Intoxication due to methylalcohol

Synonyme: Methylalkohol-Vergiftung
Methanol-Intoxikation
Methylalkohol-Optikusneuropathie (Teilform)

Akute oder chronische Vergiftungen (MAK-Wert: 200 ml/m^3 (ppm), 260 mg/m^3) durch Methylalkohol (Methanol; CH_3OH), meist durch Verwechslung mit Äthylalkohol (Ethanol) oder durch Genuß von Alkohol, der mit Methylalkohol vergällt wurde. Auch perkutane Vergiftung möglich. Im Verlauf kann ein narkoseähnliches Stadium von einem azidotischen und einem Stadium mit zentralnervösen Störungen unterschieden werden.

Bei akuter Vergiftung kommt es nach einer Latenz von 12 bis 24 Stunden zu Schwindel, Kopfschmerzen sowie Übelkeit und Erbrechen, gelegentlich auch zu abdominellen Symptomen (Übelkeit, Erbrechen, Leibschmerzen). Frühzeitig wird über Sehstörungen geklagt (Schleiersehen und Störungen des Farbsehens); gelegentlich rasch eintretende Erblindung (Amblyopie). Meist ausgeprägte und bleibende Netzhaut- und Sehnervenschädigung. Bei hoher Dosis charakteristische Azidose, auch Zyanose mit nachfolgendem Koma und eventuell Exitus (Dosis letalis bei oraler Aufnahme 30 bis 100 g). Präterminal finden sich häufig generalisierte tonisch-klonische Anfälle.

Typisches laborchemisches Zeichen ist ein Abfall der Alkalireserve bis auf 4,5 mval/l.

Therapeutisch ist die mehrtägige Zufuhr von Äthylalkohol (Blutalkoholspiegel etwa 1‰) indiziert, um die metabolische Giftung des Methylalkohols zu Ameisensäure zu verhindern.

Die chronische Vergiftung ist selten; meist stehen zentralnervöse Beschwerden und Störungen des N. opticus sowie des N. statoacusticus im Vordergrund. Kopfschmerzen, Ohrgeräusche sowie Tremor, → Polyneuropathie und Parkinson-Syndrom werden beobachtet.

Pathologisch-anatomisch finden sich bei längerer Überlebenszeit Putamennekrosen.

D: Methylalkohol-Opticusneuropathie
E: Neuropathy of n. opticus due to methylalcohol

Frühzeitige Sehstörungen (Schleiersehen und Störungen des Farbsehens) mit gelegentlich rasch eintretender Erblindung (Amblyopie). Meist ausgeprägte und bleibende Netzhaut- und Sehnervenschädigung nach akuter oder chronischer Vergiftung durch Methylalkohol (Methanol; CH_3OH), meist infolge Verwechslung mit Äthylalkohol (Ethanol).

D: Akute Äthylalkohol-Intoxikation

Siehe Abschnitt „Alkohol-toxische Krankheiten".

D: [Chronische Äthylalkohol-Intoxikation]

Siehe Abschnitt „Alkohol-toxische Krankheiten", dort „Chronischer Alkoholismus".

D: Propylalkohol-Intoxikation
E: Intoxication due to propylalcohol

Synonyme: Propylalkohol-Vergiftung
Propanol-Intoxikation

Akute oder chronische Vergiftung (MAK-Wert: 400 ml/m^3 (ppm), 980 mg/m^3) mit einem von zwei Isomeren des Iso-Propylalkohols ($CH_3CHOHCH_3$), der als Ersatz für Äthylalkohol verwendet wird, aber stärker neurotoxisch ist. Intoxikation durch Inhalation von Dämpfen oder orale Zufuhr; Resorption durch die Haut ist möglich. In Dampfform Reizung der Atemwegsschleimhäute. Bei oraler Aufnahme kommt es zu Erbrechen, Leibschmerzen und Durchfällen sowie Benommenheit, Bewußtlosigkeit und Koma, das schon bei niedrigeren Blutkonzentrationen als bei Äthylalkohol eintreten kann. Atemlähmung ist möglich. Bei chronischer Exposition wurden reversible Leber- und Nierenschädigungen beobachtet. (Zur Symptomatik siehe auch Akute Äthylalkohol-Intoxikation.)

D: Butylalkohol-Intoxikation
E: Intoxication due to butylalcohol

Synonyme: Butylalkohol-Vergiftung
Butanol-Intoxikation

Akute oder chronische Vergiftung mit Iso-Butylalkohol (Butanol; $CH_3CH_2CHOHCH_3$) (MAK-Wert: 100 ml/m^3 (ppm), 300 mg/m^3) durch Inhalation von Dämpfen oder orale Aufnahme. Reizwirkung auf Schleimhäute, besonders die der Atemwege. Orale Zufuhr verursacht dosisabhängig die entsprechende Symptomatik der verschiedenen Vergiftungsstadien (siehe auch Akute Äthylalkohol-Intoxikation). Langwährende Exposition führt zu Abgeschlagenheit, Kopfschmerzen, Schwindelgefühl und pseudoneurasthenischem Syndrom.

D: Äthylenglykol-Intoxikation
E: Intoxication due to ethylenglycol

Synonyme: Glykol-Intoxikation
Glysantin-Intoxikation
Frostschutzmittel-Vergiftung
Äthylenglykol-Rausch (Teilform)
Äthylenglykol-Enzephalopathie (Teilform)
Äthylenglykol-Nephropathie (Teilform)

Akute oder chronische Vergiftung durch Äthylenglykol (CH_2OHCH_2OH). Dosis letalis beim Erwachsenen bei oraler Aufnahme etwa 100 ml. Schnell eintretende Vergiftungserscheinungen mit Kopfschmerzen, Schwindel, Benommenheit, abdominellen Schmerzen, eventuell blutiger Diarrhöe. Die Vergiftung kann über den Rausch bis zu Delirium, Bewußtlosigkeit, Koma, Enthirnungsstarre und Tod führen.
Der zweiwertige Alkohol wird zu Oxalsäure oxydiert, dadurch kommt es pathologisch-anatomisch zu Oxalatkristall-Ausfällungen vor allem in den Nierentubuli, aber auch in der Wand leptomeningealer und zerebraler Gefäße, z.T. mit stärkerer entzündlicher Reaktion im angrenzenden Hirngewebe bis hin zum Bild der Enzephalopathie. Bei protrahiertem Verlauf Nierenschäden (Äthylenglykol-Nephropathie).
Chronische Intoxikation, meist durch Inhalation, führt zu Veränderungen des Blutbildes und zu zentralnervösen Störungen mit Kopfschmerzen, Schwindel, Merkfähigkeits- und Schlafstörungen, Appetitlosigkeit, Tremor und Persönlichkeitsveränderung (Enzephalopathie).

D: Azeton-Intoxikation
E: Intoxication due to acetone

Synonyme: Azeton-Vergiftung
Dimethylketon-Intoxikation

Seltene akute oder chronische Vergiftung mit Azeton (Dimethylketon; CH_3COCH_3) durch Inhalation oder orale Zufuhr. Aufnahme durch die Haut ist möglich.
Die Wirkung des Azetons (Dosis letalis 75 ml; MAK-Wert: 1000 ml/m^3(ppm), 2400 mg/m^3) entspricht der des Äthylalkohols. Inhalation von etwa 15 bis 20 g über einige Tage führt zu Schläfrigkeit. Im Vordergrund stehen Reizung der Bronchialschleimhaut, Kopfschmerzen, Übelkeit und Erbrechen, eventuell Stupor.
Ausscheidung durch Abatmung oder im Urin, Metabolisierung zu Kohlendioxid.

D: Benzin-Intoxikation

E: Intoxication due to petrol

Synonyme: Benzin-Vergiftung
Benzin-Rausch (Teilform)
Benzin-Kater (Teilform)
Benzin-Polyneuropathie (Teilform)
Benzin-Schnüffeln (Teilform)
Benzin-Abhängigkeit (Teilform)
Benzinismus (Teilform)

Akute oder chronische Vergiftung durch Benzin (Gemisch aus den aliphatischen zyklischen Kohlenwasserstoffen Hexan, Heptan und Oktan), das über die Lungen abgeatmet wird.
In der akuten Vergiftungsphase kommt es zu Kopfschmerzen, Schwindel, Benommenheit und eventuell psychomotorischen Erregungszuständen sowie Euphorie (Benzin-Rausch), ferner Reizerscheinungen der Schleimhäute der oberen Atemwege sowie Konjunktivitis, eventuell zu bronchopneumonischer Reaktion. Dosisabhängig kann es zu Bewußtlosigkeit, Koma, zentraler Atemlähmung und Tod kommen.
Bei oraler Aufnahme Erbrechen und bei Resorption Leberschädigung. Halluzinationen, generalisierte tonisch-klonische Anfälle und Kreislaufkollaps zeigen eine schwere Intoxikation an (orale Letaldosis 7,5 ml/kg). Selten chronische Vergiftungen (z.B. Benzin-Schnüffeln) mit polyneuropathischen und psychoorganischen Störungen; das klinische Bild ähnelt einer chronischen Alkoholvergiftung. Selten auch Benzin-Abhängigkeit. Daneben sind Störungen im Protoporphyrinstoffwechsel (ähnlich der Blei-Intoxikation) bekannt.

D: Benzin-Polyneuropathie
E: Neuropathy due to petrol

Seltene, vorwiegend oder ausschließlich motorische, distal betonte symmetrische →Polyneuropathie, offenbar überwiegend axonale Schädigung.

D: Intoxikation mit Hexan und Cyclohexan
E: Intoxication due to hexane and cyclohexane

Synonyme: Hexan-Vergiftung
Cyclohexan-Vergiftung
Methyl-Cyclohexan-Intoxikation (Teilform)
Hexacarbon-Polyneuropathie (Teilform)

Akute oder chronische Vergiftung mit Hexan (MAK-Wert: 50 ml/m^3 (ppm), 180 mg/m^3) bzw. Cyclohexan (MAK-Wert: 300 ml/m^3 (ppm), 1015 mg/m^3) durch Inhalation von Dämpfen oder auch (selten) durch orale Aufnahme. Neben Schleimhautreizungen der Atemwege kommt es bei leichteren Vergiftungen zu Schwindel, Kopfschmerzen und einer euphorisch gefärbten Trunkenheit. Bei Aspiration Hämoptysis, pneumonische Reaktion und Pleuritis. Schwerere Vergiftungen führen schnell zu Bewußtlosigkeit mit relativ frühzeitigem Atemstillstand.
Bei der Methyl-Cyclohexan-Intoxikation stehen Koordinationsstörungen im Vordergrund.
Bei chronischer Vergiftung kommt es zu sensomotorischer Polyneuropathie mit erheblicher vegetativ-trophischer Komponente (→Hexacarbon-Polyneuropathie).
Pathologisch-anatomisch Riesenaxon-Polyneuropathie.

D: Hexacarbon-Polyneuropathie
E: Neuropathy due to hexacarbon

Synonyme: Schuhmacher-Krankheit
„Schnüffler-Neuropathie“ (irreführend)
Hexacarbon-Polyneuropathie (Teilform)
Cyclohexan-Polyneuropathie (Teilform)
Methyl-Cyclohexan-Polyneuropathie (Teilform)

Nach beruflicher Exposition oder suchtmäßiger Inhalation (Schnüffler-Neuropathie) von Hexacarbonen, aliphatischen Kohlenwasserstoffen (n-Hexan, Hexanon (Methyl-n-butylketon) [MBK]), 2,5-Hexandion, Butanon (Methylethylketon [MEK])) nach Wochen bis Monaten auftretende periphere symmetrisch-sensible, später vorwiegend symmetrisch-paretische →Polyneuropathie, beginnend vor allem an den Zehen, meist fortschreitend mit atrophischen Paresen bis hin zur Tetraparese. Auffällig sind vasomotorische neurotrophische Störungen mit Hyperhidrosis bis Anhidrosis, kühle Haut, Zyanose, Ödem und Nagelwachstumstörungen. Selten Blasen- und Mastdarmstörungen. Die Hirnnerven können ebenfalls betroffen sein. Nach Ende der Exposition nur langsame Rückbildung.
Im Liquor vereinzelt geringe Zellzahlerhöhung sowie Gesamteiweißvermehrung.
Pathologisch-anatomisch primäre axonale Degeneration mit paranodalen Anschwellungen durch Anhäufung von Neurofilamenten in markhaltigen und marklosen Nervenfasern (Riesenaxonopathie).

D: Benzol-Intoxikation
E: Intoxication due to benzene

Synonyme: Benzol-Rausch (Teilform)
Benzol-Kater (Teilform)
Benzol-Abhängigkeit (Teilform)
Benzol-Schnüffeln (Teilform)
Benzolismus (Teilform)

Akute oder chronische Vergiftungen mit Benzol (C_6H_6) meist durch Inhalation. Dosis letalis bei oraler Aufnahme 10 bis 30 ml, bei Inhalation 64 mg/l (etwa 5 bis 10 min eingeatmet). Rauschstadium mit Euphorie, später Bewußtlosigkeit und Koma. Bei geringerer Dosis Reizung der Atemwegschleimhäute, Kopfschmerzen, Schwindel sowie nach einiger Zeit Kater-Syndrom. Bei entsprechender Exposition Tod durch Atemlähmung mit präterminal auftretenden generalisierten tonisch-klonischen Anfällen.
Bei chronischer Benzol-Intoxikation sind anfangs Pseudoneurasthenie mit Müdigkeit, Schwindel und Schwächegefühl sowie Palpitationen, Schlaflosigkeit, Gewichtsverlust und Anämie kennzeichnend. Benzol-Abhängigkeit kommt vor. Nach langwährender Exposition können Knochenmarksaplasien und - als Spätfolge - Leukämie auftreten. Zusammenhang mit Mononeuropathien ist zu erörtern.

D: Toluol-Intoxikation
E: Intoxication due to toluol

Synonyme: Toluol-Vergiftung
Methylbenzol-Intoxikation
Toluol-Schnüffeln (Teilform)
Toluol-Abhängigkeit (Teilform)
Toluol-Enzephalopathie (Teilform)
Toluol-Polyneuropathie (Teilform)

Akute orale und meist chronische inhalative Vergiftung (MAK-Wert: 100 ml/m^3 (ppm), 380 mg/m^3) mit Toluol (Methylbenzol; $C_6H_5CH_3$). Bei oraler Zuführung narkoseähnliche Wirkung; dosisabhängig entsprechende Intoxikationsphasen und -symptome.
Bei chronischer Exposition wurden enzephalopathische Veränderungen und Polyneuropathien beschrieben. Toluol-Schnüffeln und Toluol-Abhängigkeit sind bekannt. Leberschädigung ist bei langwährender Intoxikation möglich.

D: Xylol-Intoxikation
E: Intoxication due to xylol

Synonyme: Xylol-Vergiftung
Dimethylbenzol-Intoxikation
Xylol-Abhängigkeit (Teilform)

Akute orale und meist chronische inhalative Vergiftung (MAK-Wert: 100 ml/m^3 (ppm), 440 mg/m^3) mit Xylol (Dimethylbenzol; $C_6H_4(CH_3)_2$). Symptomatologie wie bei →Toluol-Intoxikation.

D: Petroleum-Intoxikation
E: Intoxication due to petroleum

Synonym: Petroleum-Vergiftung

Akute oder chronische Vergiftung durch Petroleum (je nach Herkunft Mischung von Paraffinen, Cycloparaffinen und aromatischen Hydrokarbonen). Führt im akuten Stadium bei oraler Aufnahme zu Gastroenteritis, bei hoher Dosis zu Kreislaufkollaps und Bewußtlosigkeit.
Bei chronischer Einwirkung werden Merkfähigkeitsstörungen, vermehrte Ermüdbarkeit, muskuläre Schwäche, Muskelkrämpfe und depressive Verstimmung beobachtet.

D: Glyzerin-Intoxikation
E: Intoxication due to glycerol

Synonyme: Glyzerin-Vergiftung
Glyzerin-Rausch (Teilform)

Akute Vergiftung durch Glyzerin ($CH_2OHCHOHCH_2OH$) bei oraler Aufnahme höherer Dosen (etwa 100 g und mehr). Anfangs Rauschzustand und Kopfschmerzen, Zyanose. Blutige Diarrhöe sowie Nierenschädigung können Folgeerscheinungen sein. Lokal kann unverdünntes Glyzerin zur Hämolyse führen.

D: Äther-Intoxikation

E: Intoxication due to aether

Synonyme: Äther-Vergiftung
Diäthyläther-Intoxikation
Äther-Rausch (Teilform)
Äther-Kater (Teilform)
Äther-Narkose (Teilform)
Äther-Abhängigkeit (Teilform)
Ätherismus (Teilform)
Ätheromanie (irreführend)
Äther-Demenz (Teilform)

Akute oder chronische Vergiftung durch Äther (Diäthyläther; $CH_3CH_2OCH_2CH_3$) (MAK-Wert: 400 ml/m^3 (ppm), 1200 mg/m^3) entweder durch Inhalation oder durch orale Aufnahme. Dosisabhängig Intoxikationssymptome entsprechend den Narkosestadien (nach Guedel: I. Rausch, II. Exzitation, III. Toleranz, IV. Asphyxie). Reizung der Atemwegsschleimhäute, während des Exzitationsstadiums Euphorie, allmählich Rauschzustand. Bei zunehmender Aufnahme können Bewußtlosigkeit und Koma eintreten. Plötzlicher Tod durch Atemlähmung möglich. Nach Abklingen des Rauschstadiums Kater-Syndrom. Wiederholte häufige Einnahme oder Inhalation (z. B. Äther-Schnüffeln) oder die seltene Äther-Abhängigkeit sind dem →chronischen Alkoholismus und seinen Folgeerscheinungen vergleichbar: schneller Persönlichkeitsverfall mit ausgeprägten Wesensveränderungen; Demenz tritt in wesentlich kürzerer Zeit ein.

D: Monochlormethan-Intoxikation

Siehe Abschnitt „Intoxikationen durch sonstige organische Verbindungen".

D: Monobrommethan-Intoxikation

Siehe Abschnitt „Intoxikationen durch Pestizide".

D: Dichlormethan-Intoxikation

E: Intoxication due to dichloromethane

Synonyme: Dichlormethan-Vergiftung
Methylenchlorid-Intoxikation
Methylendichlorid-Intoxikation

Akute oder chronische Vergiftung mit Dichlormethan (Methylenchlorid; CH_2Cl_2) (MAK-Wert: 100 ml/m^3 (ppm), 360 mg/m^3) durch Inhalation von Dämpfen oder orale Aufnahme. Narkoseähnliche Wirkung, wobei toxische und letale Dosis (etwa 18 ml) nahe beieinander liegen. Anfangs kommt es zu Schwächezustand, Bradykardie, Bewußtseinsverlust und Koma; im Blut Leukozytose mit Linksverschiebung sowie Anämie. Hämolyse, Gerinnungsstörung und intravasale Gerinnung sind möglich. Schleimhautulzerationen im oberen Dünndarm und Dickdarm wurden beschrieben. Nach intensivmedizinischen Maßnahmen und Überwindung der akuten Vergiftungsphase ist die Prognose gut. Langzeitschäden wurden nicht beobachtet.
Die Ausscheidung von Dichlormethan erfolgt vorwiegend über die Lunge, teilweise über die Nieren und die Haut; geringe Mengen werden metabolisiert.

D: Chloroform-Intoxikation

E: Intoxication due to trichloromethane

Synonyme: Chloroform-Vergiftung
Trichlormethan-Intoxikation
Chloroform-Abhängigkeit (Teilform)
Chloroformismus (Teilform)
Chloroform-Herztod (Teilform)

Akute oder chronische Vergiftung mit Chloroform (Trichlormethan; $CHCl_3$) (MAK-Wert: 10 ml/m^3 (ppm), 50 mg/m^3) durch orale Aufnahme, Inhalation oder Hautresorption. Letale Dosis bei oraler Vergiftung etwa 50 ml.
Bei akuter Vergiftung rasch eintretende Narkose mit kurzem Exzitationsstadium, gekennzeichnet außerdem durch Mydriasis, Hypothermie, Bradykardie und arterielle Hypotonie, die schnell zur Kreislaufinsuffizienz fortschreiten kann. Bei Inhalation höherer Konzentrationen (etwa 2 Volumenprozent) kann es nach wenigen Atemzügen zu plötzlichem Kammerflimmern, diastolischem Herzstillstand und Atemlähmung kommen. Leberschädigung mit Ansteigen der Serumtransaminasen. In manchen Fällen schwere, progrediente Verläufe.

Anmerkung: Als Narkotikum wegen geringer Narkosebreite sowie der ausgeprägten Kardio- und Hepatotoxizität nur noch von medizinhistorischer Bedeutung.

D: Tetrachlorkohlenstoff-Intoxikation
E: Intoxication due to carbon tetrachloride

Synonyme: Tetrachlorkohlenstoff-Vergiftung
Tetrachlormethan-Intoxikation
Tetra-Vergiftung (Jargon)
Tetrachlorkohlenstoff-Polyneuphropathie (Teilform)
Tetrachlorkohlenstoff-Nephropathie (Teilform)
Toxische Hepatitis durch Tetrachlorkohlenstoff (Teilform)

Akute oder chronische Vergiftung mit Tetrachlorkohlenstoff (Tetrachlormethan; CCl_4) (MAK-Wert: 10 ml/m^3 (ppm), 65 mg/m^3). Die Dosis letalis beträgt bei oraler Aufnahme etwa 20 bis 30 ml.
Die akute Vergiftung zeigt einen charakteristischen zweiphasigen Verlauf: anfangs Schwindel, Kopfschmerzen, Rauschstadium mit Verwirrtheit, Übelkeit und Brechreiz; nach freiem Intervall von 1 bis 2 Tagen schwere parenchymatöse Nieren- (Tetrachlorkohlenstoff-Nephropathie) und Leberschädigungen (Nekrosen, Zellverfettung). Vergiftung bei hohen Konzentrationen führt zu Koma und zentraler Atemlähmung. Nach oraler Aufnahme schwere akute Gastroenteritis, unstillbares Erbrechen und blutige Durchfälle, danach ebenfalls hepatorenale Symptomatik.
Die chronische Vergiftung geht mit Kopfschmerzen, Schwindel und Müdigkeit einher. Es kann zu Optikusatrophie, generalisierten tonisch-klonischen Anfällen sowie sensomotorischer →Polyneuropathie kommen. Die Spät- und Dauerschäden betreffen das Nervensystem.

D: Tetrachlorkohlenstoff-Polyneuropathie
E: Neuropathy due to carbon tetrachloride

Synonym: Tetrachlormethan-Polyneuropathie

Selten auftretende, sensomotorische →Polyneuropathie nach chronischer Tetrachlorkohlenstoff-Vergiftung (Tetrachlormethan; CCl_4). Es kann zu Schädigung des N. opticus kommen.

D: Monochloräthan-Intoxikation

Siehe Abschnitt „Intoxikationen durch sonstige organische Verbindungen".

D: Monobromäthan-Intoxikation

Siehe Abschnitt „Intoxikationen durch sonstige organische Verbindungen".

D: Dichloräthan-Intoxikation
E: Intoxication due to dichloroethane

Synonym: Dichloräthan-Vergiftung

Akute oder chronische Vergiftung mit Dichloräthan ($C_2H_4Cl_2$) (MAK-Wert: siehe Anmerkung). Die akute Vergiftung zeigt einen zweiphasigen Verlauf, initial mit Kopfschmerzen, Übelkeit und Erbrechen, Rausch, Somnolenz, Schleimhautreizungen und seltener, meist reversibler Hornhauttrübung. Bewußtlosigkeit und Atemstörungen mit tödlichem Ausgang sind möglich. Im zweiten Stadium werden gastrointestinale Erscheinungen sowie Störungen der Leber- und Nierenfunktion beobachtet, manchmal generalisierte tonisch-klonische Anfälle, zerebellare Ataxie und Myoklonien. Daneben kommen subendokardiale Blutungen und Lungenödem vor.
Die chronische Vergiftung ist durch Appetitlosigkeit, Übelkeit, Erbrechen und gastrointestinale Störungen gekennzeichnet; sie kann mit zerebellarer Ataxie, Myoklonien, generalisierten tonisch-klonischen Anfällen und Bewußtseinsstörungen einhergehen.

Anmerkung: 1,2-Dichloräthan (CH_2ClCH_2Cl) (kein MAK-Wert, da in die Liste der krebserzeugenden Arbeitsstoffe aufgenommen) ist toxischer als 1,1-Dichloräthan (CH_3CHCl_2) (MAK-Wert: 100 ml/m^3 (ppm), 400 mg/m^3).

D: Dibromäthan-Intoxikation
E: Intoxication due to dibromoethane

Synonyme: Dibromethan-Intoxikation
Dibromäthan-Vergiftung
Äthylenbromid-Intoxikation

Akute oder chronische Vergiftung mit Dibromäthan ($C_2H_4Br_2$). Vergleichbare Wirkung wie bei → Dichloräthan-Intoxikation.

D: Trichloräthan-Intoxikation
E: Intoxication due to trichloroethane

Synonyme: Trichloräthan-Vergiftung
α-Trichloräthan-Intoxikation (Teilform)
β-Trichloräthan-Intoxikation (Teilform)
Methylchloroform-Intoxikation (Teilform)
Vinylchlorid-Intoxikation (Teilform)
Trichloräthan-Nephropathie (Teilform)
Toxische Hepatitis durch Trichloräthan (Teilform)

Akute Vergiftung mit 1,1,1-Trichloräthan (Methylchloroform, α-Trichloräthan, CH_3CCl_3) (MAK-Wert: 200 ml/m^3(ppm), 1080 mg/m^3) und akute oder chronische Vergiftung mit 1,1,2-Trichloräthan (Vinyltrichlorid; $CH_2ClCHCl_2$) (MAK-Wert: 10 ml/m^3 (ppm), 55 mg/m^3) durch Inhalation oder orale Zufuhr.
Akut durch Inhalation narkoseähnliche Wirkung; bei oraler Aufnahme kommt es zusätzlich zu Erbrechen, blutigen Durchfällen und Hypersalivation. Plötzliche Atemlähmung kann bei 1,1,2-Trichloräthan-Intoxikation eintreten.
Chronische Exposition (etwa „Schnüffeln") führt häufig zu schwerer Leber- und Nierenschädigung, vergleichbar den Störungen, die durch Tetrachlorkohlenstoff hervorgerufen werden.

D: Tetrachloräthan-Intoxikation

E: Intoxication due to tetrachloroethane

Synonyme: Tetrachloräthan-Vergiftung
Äthylentetrachlorid-Intoxikation
Tetrachloräthan-Rausch (Teilform)
Tetrachloräthan-Polyneuropathie (Teilform)

Akute oder chronische Vergiftung mit 1,1,2,2-Tetrachloräthan ($Cl_2CHCHCl_2$) (MAK-Wert: 1 ml/m^3 (ppm), 7 mg/m^3) durch Inhalation oder Hautresorption.
Akut zweiphasiger Verlauf durch narkoseartige Wirkung sowie Leber- und Nierentoxizität. Reizung der Atemwegsschleimhäute, rauschartiger Erregungszustand und Bewußtlosigkeit folgen aufeinander. Atemlähmung ist möglich. Im Überlebensfall nach einem Intervall Polyneuropathie sowie Leber- und Nierenschädigung.
Bei chronischer Exposition oder wiederholter Inhalation kommt es zu Appetitlosigkeit, Brechreiz, Schwäche, Erbrechen und abdominalen Koliken sowie Nierenstörungen. Leberinsuffizienz bzw. -zirrhose können auftreten; Störungen der Thrombinsynthese werden häufig beobachtet, außerdem chronische Dermatitiden.
Anfangs Störungen des Geschmacksinns (Hypogeusie, Ageusie), Schwindel und ausgeprägter zerebellarer Tremor auf. Im weiteren Verlauf sensible oder sensomotorische, distal betonte → Polyneuropathie mit Spontanschmerz möglich.

D: Tetrachloräthan-Polyneuropathie
E: Neuropathy due to tetrachloroethane

Synonym: Äthylentetrachlorid-Polyneuropathie

Nach akuter oder chronischer Vergiftung mit 1,1,2,2-Tetrachloräthan ($Cl_2CHCHCl_2$) - meist durch Inhalation oder Hautresorption - anfangs Störungen des Geschmacksinns (Hypogeusie, Ageusie). Im weiteren Verlauf kommt es dann zu sensiblen Störungen besonders der Nn. radialis, ulnaris und fibularis, beginnend mit Parästhesien, später Neuralgien, danach motorische Ausfälle. Auffallend ist der bevorzugte Befall kleiner Muskeln; die grobe Kraft bleibt meist erhalten.
Im allgemeinen gute Prognose, aber lange Rückbildungszeit der Störungen.

D: Trichloräthylen-Intoxikation
E: Intoxication due to trichloroethylene

Synonyme: Trichloräthylen-Vergiftung
Trichloräthylen-Optikusneuropathie (Teilform)
Trichloräthylen-Trigeminusneuropathie (Teilform)
Trichloräthylen-Polyneuropathie (Teilform)
Trichloräthylen-Rausch (Teilform)
Trichloräthylen-Kater (Teilform)
Trichloräthylen-Abhängigkeit (Teilform)
Tri-Sucht (Jargon)

Akute oder chronische Vergiftung durch orale Aufnahme oder Inhalation (MAK-Wert: 50 ml/m^3 (ppm), 270 mg/m^3) von Trichloräthylen ($ClHC = CCl_2$). Letale Dosis bei oraler Aufnahme 2 bis 4 ml.
Zweiphasiger Verlauf durch narkoseähnliche Wirkung und starke Leber- und Nierentoxizität mit Erbrechen, abdominalen Koliken, eventuell Diarrhöe, Transaminasenanstieg, Oligurie bis Anurie, Elektrolytstörungen, eventuell Urämie. Bei Hautkontakt Verbrennungen 1. und 2. Grades. Nach oraler Aufnahme zerebellare Ataxie, Spastik, Verwirrtheit und Optikusatrophie. Die zentralnervösen Störungen reichen von starkem Erregungszustand mit plötzlicher Bewußtseinstrübung bis zum Koma. Tod durch zentrale Atemlähmung nach polytoper Extrasystolie und Kammerflimmern möglich. Die zentralnervösen Veränderungen können persistieren. Vergiftungen durch Inhalation sind durch Exzitationsstadium mit nachfolgender Bewußtlosigkeit gekennzeichnet. Bei hohen Konzentrationen plötzliches Eintreten von Arrhythmie und Koma. Bei leichter Vergiftung in der Erholungsphase Kater-Syndrom.
Chronische Vergiftungen zeigen bei leichten Fällen Kopfschmerzen, Schwindel, Müdigkeit, Merkfähigkeitsstörungen, Schlafstörungen und Affektlabilität (pseudoneurasthenisches Syndrom). Peripher zeigen sich Störungen in Form einer Polyneuropathie, häufig nach Art der Polyneuropathia cranialis mit Bevorzugung des N. trigeminus (→ Trichloräthylen-Trigeminusneuropathie). Abhängigkeit („Schnüffeln") ist bekannt.

D: Trichloräthylen-Polyneuropathie
E: Neuropathy due to trichloroethylene

Synonym: Trichloräthylen-Trigeminusneuropathie (Teilform)

→Polyneuropathie, häufig nach Art der Polyneuropathia cranialis mit Bevorzugung des N. trigeminus nach chronischer Vergiftung mit Trichloräthylen ($Cl_2C=CHCl$) durch orale Aufnahme oder Inhalation; seltener sensomotorische Ausfälle an den Extremitäten.

D: Tetrachloräthylen-Intoxikation
E: Intoxication due to tetrachloroethylene

Synonyme: Tetrachloräthylen-Vergiftung
Perchloräthylen-Intoxikation
Tetrachlorethen-Intoxikation
Tetrachloräthylen-Polyneuropathie (Teilform)

Akute oder chronische Vergiftung mit Tetrachloräthylen (Perchlorethylen, $Cl_2C=CCl_2$) durch orale Zufuhr oder Inhalation von Dämpfen (MAK-Wert: 50 ml/m^3 (ppm), 345 mg/m^3). Symptomatik ähnlich der →Trichloräthylen-Intoxikation mit vorwiegender Beteiligung des Zentralnervensystems mit Kopfschmerzen, pseudoneurasthenischem Syndrom und sensomotorischer Polyneuropathie, in gewissem Umfang auch Leber- und Nierentoxizität. Außerdem Schleimhautreizung der Konjunktiven und der Atemwege durch Dämpfe. In manchen Fällen toxisches Lungenödem. Bei oraler Zufuhr größerer Mengen kommt es zu Übelkeit, Erbrechen und Leibschmerzen. Danach können bei ausreichender Resorption durch narkoseähnliche Wirkung Exzitation und eventuell Bewußtlosigkeit eintreten.

D: Tetrachloräthylen-Polyneuropathie
E: Neuropathy due to tetrachloroethylene

Synonym: Perchloräthylen-Polyneuropathie

Sensomotorische → Polyneuropathie nach akuter oder chronischer Vergiftung mit Tetrachloräthylen (Perchlorethylen, $Cl_2C=CCl_2$) durch orale Zufuhr oder Inhalation von Dämpfen.

D: Polyneuropathie durch polychlorierte Biphenyle
E: Neuropathy due to chlorobiphenyl

Synonym: PcB-Polyneuropathie

→ Polyneuropathie mit symmetrischen sensiblen Störungen vorwiegend an den unteren Extremitäten.
Sensible Nervenleitgeschwindigkeit leicht verlangsamt.

D: Terpentinöl-Intoxikation
E: Intoxication due to turpentine

Synonym: Terpentinöl-Vergiftung

Akute Vergiftung bei Aufnahme größerer Mengen von Terpentinöl (hauptsächlicher Bestandteil: der zyklische Kohlenwasserstoff Pinen $C_{10}H_{16}$) (MAK-Wert: 100 ml/m^3 (ppm), 560 mg/m^3). Dosis letalis etwa 60 bis 120 g.
Klinisch zunächst Gastroenteritis mit Leibschmerzen, Übelkeit und Erbrechen, Nierenschädigung mit Hämaturie, Albuminurie und Oligurie sowie später Benommenheit, Schwindel und Kopfschmerzen. Nach Resorption können alle Stadien der Narkose auftreten, eventuell mit generalisierten tonisch-klonischen Anfällen bis zu Koma und Tod durch Atemlähmung.

D: Schwefelkohlenstoff-Intoxikation
E: Intoxication due to carbon disulphide

Synonyme: Schwefelkohlenstoff-Vergiftung
Kohlendisulfid-Intoxikation
Schwefelkohlenstoff-Polyneuropathie (Teilform)

Akute oder chronische Vergiftung mit Schwefelkohlenstoff (CS_2) (MAK-Wert: 10 ml/m^3 (ppm), 30 mg/m^3). Dosis letalis etwa 15 g. Meist in Dampfform durch die Lungen aufgenommen, gelegentlich auch in flüssiger Form durch die Haut resorbiert oder oral zugeführt.
Selten akute Vergiftung mit Atemwegsreizung, Gesichtsrötung, initialem Exzitationsstadium und rasch eintretender Bewußtseinstrübung; in schweren Fällen Koma und Atemlähmung. Nach Abklingen des akuten Stadiums Restsymptomatik wie bei chronischer Intoxikation.
Bei den häufigeren chronischen Vergiftungen stellen sich Appetitlosigkeit, Gewichtsverlust, gastrointestinale und Nierenstörungen sowie hypochrome Anämie mit Anisozytose ein. Charakteristische Störungen des zentralen und peripheren Nervensystems stehen im Vordergrund. Im Frühstadium psychoorganische Veränderungen mit Reizbarkeit, Konzentrations- und Merkfähigkeitsstörungen. Ferner Schlafstörungen, Libido- und Potenzabnahme oder Amenorrhöe. Bei schweren Vergiftungen Psychosen unterschiedlicher Färbung, extrapyramidale und zerebellare Symptome sind möglich. Auch bei leichten Fällen überwiegend symmetrische, distal betonte sensomotorische Polyneuropathien, oft mit Spontanschmerzen und vegetativer Symptomatik. Dissoziierte Sensibilitätsstörungen und Ataxien kommen vor (siehe Schwefelkohlenstoff-Polyneuropathie).
Im Liquor ist Eiweißerhöhung möglich.

D: Schwefelkohlenstoff-Polyneuropathie
E: Neuropathy due to carbon disulphide

→Polyneuropathie nach akuter oder chronischer →Schwefelkohlenstoff-Intoxikation. Abhängig vom Grad der meist beruflichen Exposition erste Symptome nach Monaten bis Jahren. Im Maximalstadium meist symmetrische, distal betonte, sensomotorische Polyneuropathie mit oft quälenden Spontanschmerzen. Störungen des Schmerz- und Temperaturempfindens oder Ataxie können vorherrschen.
Im Liquor gelegentlich Eiweißvermehrung.
Pathologisch-anatomisch vorwiegend neuroaxonale Degeneration.

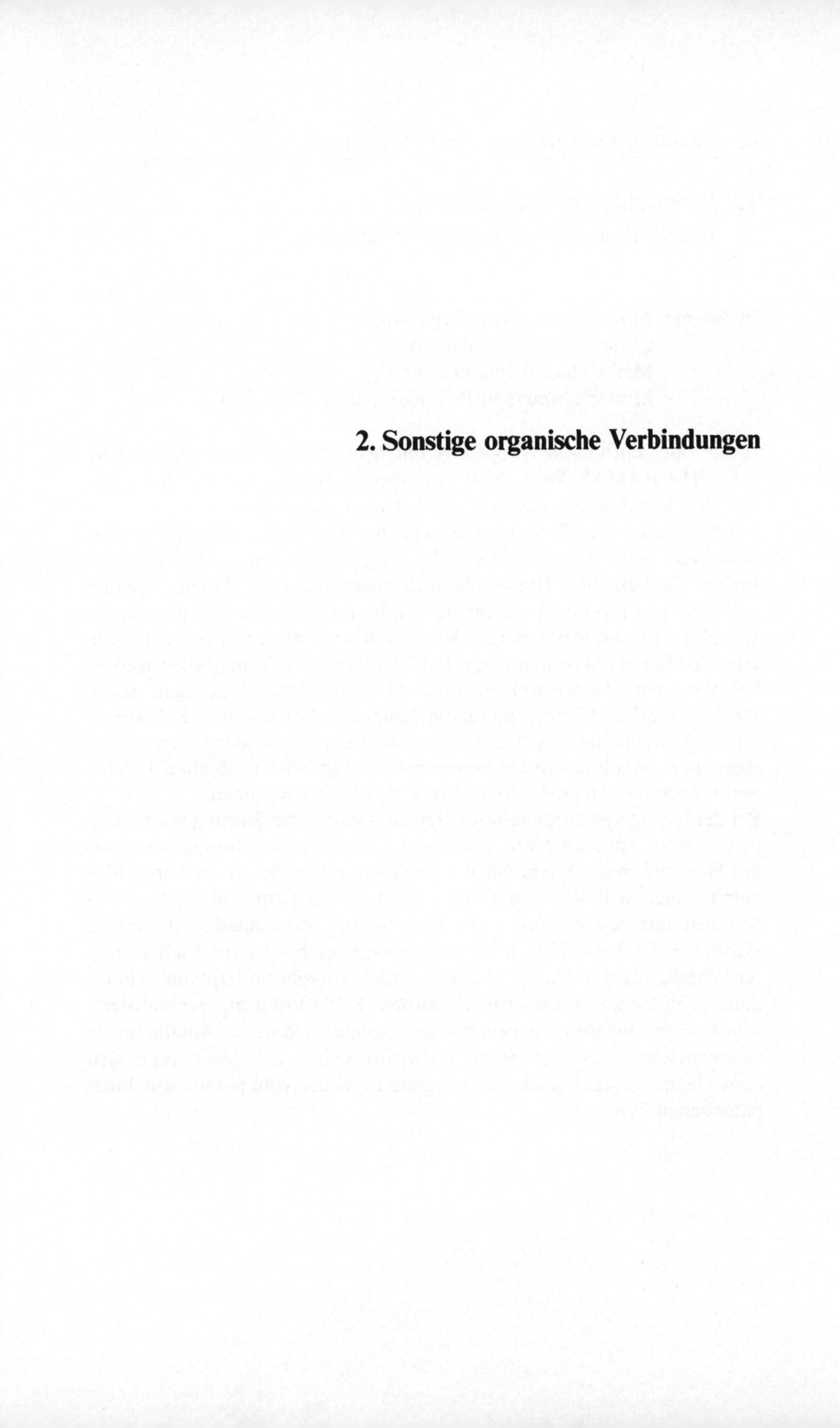

2. Sonstige organische Verbindungen

D: Monochlormethan-Intoxikation
E: Intoxication due to monochloromethane

Synonyme: Monochlormethan-Vergiftung
Chlormethan-Intoxikation
Methylchlorid-Intoxikation
Monochlormethan-Polyneuropathie (Teilform)

Akute oder chronische Vergiftung mit Monochlormethan (Methylchlorid; CH_3Cl) (MAK-Wert: 50 ml/m^3 (ppm), 105 mg/m^3) durch Inhalation. Bei Hautkontakt sind schwere Erfrierungen möglich.
Bei der akuten Vergiftung kommt es nach kurzer Zeit zu Kopfschmerzen, Schwindel, Benommenheit, Leibschmerzen, Erbrechen sowie Exsikkose, Fieber, Tachykardie, Hypotonie und wässrigen Durchfällen. Anfangs Sehstörungen (eventuell Amaurose, Diplopie) sowie Rauschzustand, der schnell in Bewußtlosigkeit und Koma mit generalisierten tonisch-klonischen Anfällen übergehen kann. Bei leichteren Vergiftungsfällen werden Sehstörungen (Doppeltsehen) und Akkommodationsstörungen sowie Ptosis gefunden. Nierenschädigung (Oligurie, Albuminurie, Zylindrurie und Mikrohämaturie), seltener Leberschädigung (Subikterus) und persistierender Singultus wurden beobachtet. Sofort oder nach einer Latenzperiode kann es zu einem toxischen Lungenödem kommen.
Bei der häufigeren chronischen Vergiftung stehen die Störungen des peripheren und zentralen Nervensystems im Vordergrund. Initial kann starkes Hautjucken auftreten. Nach Latenz von einem bis zu mehreren Monaten zeigen sich Kopfschmerzen, Brechreiz, Benommenheit, Verwirrtheitszustände sowie Hör-, Seh-, Sprech- und Koordinationsstörungen. Fortdauer der Exposition führt zu schwerer zerebellarer und labyrinthärer Schädigung mit Ataxie, Drehschwindel, Torkeln und Tremor. Außerdem pseudoneurasthenisches Syndrom, Schlaflosigkeit, generalisierte Myoklonien, fokale oder generalisierte tonisch-klonische Anfälle sowie symmetrische, sensomotorische Polyneuropathie. Ein Delir kann sich entwickeln, eventuell auch eine exogene Psychose vom paranoid-halluzinatorischen Typ.

D: Monochlormethan-Polyneuropathie
E: Neuropathy due to monochloromethane

Synonym: Methylchlorid-Intoxikation

Bei akuter Vergiftung mit Monochlormethan (Methylchlorid; CH_3Cl) anfangs Sehstörungen (eventuell Amaurose, Diplopie); bei leichteren Vergiftungsfällen werden Seh- und Akkommodationsstörungen sowie Ptosis gefunden.
Bei den häufigeren chronischen Vergiftungen durch Inhalation kommt es nach mehreren Monaten zu Hör-, Seh-, Sprech- und Koordinationsstörungen. Bleibt die Exposition bestehen, so tritt eine symmetrische sensomotorische → Polyneuropathie auf.
Die Prognose ist bei einmaliger akuter Exposition im allgemeinen gut; die der chronischen Vergiftung ist ernst und zeichnet sich durch langwährende Rückbildungsdauer und Dauerschäden aus.

D: Monobrommethan-Intoxikation

Siehe Abschnitt „Intoxikationen durch Pestizide".

D: Monochloräthan-Intoxikation
E: Intoxication due to monochloroethane

Synonyme: Monochloräthan-Vergiftung
Äthylchlorid-Vergiftung
Chloräthan-Intoxikation
Chloräthyl-Intoxikation (falsch)

Akute Vergiftung mit Monochloräthan (Ethylchlorid, C_2H_5Cl). Nach Inhalation kommt es zu Brechreiz, vermehrtem Speichelfluß, Magenkoliken, Myoklonien und Tremor. Selten aufgrund der narkoseähnlichen Wirkung Kammerflimmern und Atemlähmung.

Anmerkung: Medizinisch zur Kälteanästhesie verwendet. Als Inhalationsanästhetikum heute ohne Bedeutung.

D: Monobromäthan-Intoxikation
E: Intoxication due to monobromoethane

Synonyme: Monobromethan-Intoxikation
Monobromäthan-Vergiftung
Äthylbromid-Vergiftung
Bromäthan-Intoxikation
Bromäthyl-Intoxikation (falsch)

Akute Vergiftung mit Monobromäthan (Ethylbromid; C_2H_5Br) (MAK-Wert: 200 ml/m^3 (ppm), 890 mg/m^3) durch Inhalation. Letale Dosis etwa 70 g. Nach oraler Aufnahme kommt es zu Brechreiz, Hyperhidrosis, Erbrechen sowie Tachykardie und Zyanose bei pathologischem Atemtyp. Aufgrund narkoseähnlicher Wirkung kann es zu ausgeprägter Exzitation, ferner zu Kammerflimmern und Atemlähmung kommen.

Anmerkung: Als Inhalationsanästhetikum nur noch von medizinhistorischer Bedeutung.

D: Chlorbenzol-Intoxikation
E: Intoxication due to chlorobenzene

Synonyme: Chlorbenzol-Vergiftung
Monochlorbenzol-Intoxikation (Teilform)
Dichlorbenzol-Intoxikation (Teilform)
Para-Dichlorbenzol-Intoxikation (Teilform)
Para-Dichlorbenzol-Polyneuropathie (Teilform)

Akute oder chronische Vergiftung mit Chlorbenzolderivaten, z. B. Monochlorbenzol (C_6H_5Cl) (MAK-Wert: 50 ml/m^3 (ppm), 230 mg/m^3) und Para-Dichlorbenzol ($C_6H_4Cl_2$) (MAK-Wert: 75 ml/m^3 (ppm), 450 mg/m^3), durch Inhalation von Dämpfen oder orale Aufnahme. Dichlorbenzol ($C_6H_4Cl_2$) kommt als flüssige Orthoverbindung sowie als feste Paraverbindung vor; beide haben narkoseartige Wirkung und können zu Bewußtlosigkeit und Koma führen.
Bei chronischer Einwirkung sind Leberschäden, Knochenmarksaplasien und Polyneuropathien beobachtet worden.

D: Dichlorbenzol-Polyneuropathie
E: Neuropathy due to dichlorobenzene

Synonym: Para-Dichlorbenzol-Polyneuropathie

Seltene, symmetrisch-sensible → Polyneuropathie mit erheblichen Parästhesien und Störungen der Oberflächensensibilität sowie des Vibrationsempfindens speziell nach chronischer Vergiftung mit Dichlorbenzol ($C_6H_4Cl_2$). Mitbeteiligung des N. opticus ist beschrieben worden. Nur langsame Rückbildung der Symptome nach Ende der Exposition.

D: Hydrazin-Intoxikation
E: Intoxication due to hydrazine

Synonyme: Hydrazin-Vergiftung
Diamid-Intoxikation
Hydrazin-Polyneuropathie (Teilform)

Akute oder chronische Vergiftung mit Hydrazin-Derivaten (H_2N-NH_2) durch orale Aufnahme, Inhalation oder durch Hautresorption. Äußerlich sind Verbrennungen, sowie Horn- und Bindehautveränderungen möglich. Lungen- und Leberschädigung kommen vor. Sensomotorische Ausfälle (→Hydrazin-Polyneuropathie), generalisierte tonisch-klonische Anfälle, Bewußtlosigkeit und Koma werden beobachtet.

D: Hydrazin-Polyneuropathie
E: Neuropathy due to hydrazine

Synonym: Hydrazin-Polyneuritis (irreführend)

Sensomotorische →Polyneuropathie nach Einnehmen hydrazinhaltiger Lösungen oder Einatmen von Dämpfen. Wenige Tage nach der akuten Intoxikation einsetzende Symptomatik wie bei schwerer →Isoniazid-Polyneuropathie.

D: Trikresylphosphat-Intoxikation

E: Intoxication due to tricresylphosphate

Synonyme: Trikresylphosphat-Vergiftung
Triorthokresylphosphat-Intoxikation
Triarylphosphat-Intoxikation
TOCP-Intoxikation
Torpedoöl-Vergiftung
Bratkartoffel-Vergiftung (Umgangssprache)
Apiol-Vergiftung
Ginger paralysis
Trikresylphosphat-Polyneuropathie (Teilform)
Trikresylphosphat-Myelopathie (Teilform)
Trikresylphosphat-Myeloneuropathie (Teilform)

Akute oder häufiger chronische Vergiftung mit Trikresylphosphat ($(C_6H_4CH_3)_3PO_4$) durch orale Aufnahme oder Hautresorption. Zunächst Übelkeit, Brechreiz, Erbrechen und Diarrhöe. Nach einem Intervall von bis zu 30 Tagen Auftreten erster neurologischer Symptome: typische Polyneuropathie mit vorwiegend motorischen Ausfällen, starken sensiblen Reizerscheinungen und erheblichen trophischen Störungen an Unterschenkeln und Füßen, in schweren Fällen auch an Oberschenkeln, Unterarmen und Händen. Ausnahmsweise Paresen der mimischen, der extraokulären und der Kaumuskulatur.
Nach Rückbildung der Polyneuropathie in schweren Fällen Hervortreten paraspastischer Symptome als Folge aufsteigender Strangdegenerationen. In der Regel danach keine Rückbildungstendenzen. Dann erhebliche spastische Defekt-Syndrome.
Pathologisch-anatomisch Polyneuropathie vom axonalen Typ. Im Rükkenmark Pyramidenbahndegeneration, lumbal akzentuiert, gelegentlich auch Degeneration des medialen Hinterstranges.

D: Trikresylphosphat-Polyneuropathie
E: Neuropathy due to tricresylphosphate

Synonyme: Triorthokresylphosphat-Polyneuropathie
Trikresylphosphat-Defektsyndrom
Triarylphosphat-Polyneuropathie
TOCP-Polyneuropathie
Torpedoöl-Polyneuropathie
Bratkartoffel-Polyneuropathie (Umgangssprache)
Apiol-Polyneuropathie

Meist nach chronischer Vergiftung auftretende →Polyneuropathie mit vorwiegend motorischen Ausfällen, starken sensiblen Reizerscheinungen und erheblichen trophischen Störungen an den Unterschenkeln und Füßen, in schweren Fällen auch an den Oberschenkeln, Unterarmen und Händen. Ausnahmsweise Paresen der mimischen und der Kaumuskulatur.
Nach Rückbildung der Polyneuropathie Hervortreten paraspastischer Symptome als Folge aufsteigender Strangdegenerationen. In der Regel danach keine Rückbildungstendenzen. Erhebliche spastische Defekt-Syndrome.
Pathologisch-anatomisch Polyneuropathie vom axonalen Typ.

D: Acrylamid-Intoxikation
E: Intoxication due to acrylamide

Synonyme: Acrylamid-Vergiftung
Acrylamid-Polyneuropathie (Teilform)

Akute Vergiftung mit Acrylamid ($H_2C = CH\text{-}CO\text{-}NH_2$) nach oraler Aufnahme oder kutaner Resorption. Meist nach wiederholter Aufnahme durch den besonderen Schweregrad auffallende zentralnervöse Störungen wie Ataxie, Tremor, optische und akustische Halluzinationen. Dazu Polyneuropathie mit Reizerscheinungen anfangs nur an den Händen mit Brennen, dann Kribbeln, Jucken, Blasenbildung und Desquamation der Haut. Allmählich Reflexverlust und atrophische Paresen, gelegentlich nur an den Armen, bei schwerer Intoxikation an allen Extremitäten mit Betonung der unteren Gliedmaßen. Häufig ist vor allem die Tiefensensibilität gestört.
Pathologisch-anatomisch Vermehrung der Neurofilamente und nachfolgender Axon- und Markscheidenuntergang.

D: Acrylamid-Polyneuropathie
E: Neuropathy due to acrylamide

→ Polyneuropathie bei akuter Vergiftung ($H_2C = CH\text{-}CO\text{-}NH_2$) nach oraler Aufnahme oder kutaner Resorption von Acrylamid. Reizerscheinungen anfangs nur an den Händen mit Brennen, Kribbeln und Jucken sowie Blasenbildung und Desquamation der Haut. Allmählich Reflexverlust und atrophische Parese, gelegentlich nur der Arme, bei schwerer Intoxikation an allen Extremitäten mit Betonung an den unteren Gliedmaßen. Häufig ist vor allem die Tiefensensibilität gestört. Rückbildungsfähige Veränderungen, die in ausgeprägten Fällen über Jahre gehen können.
Pathologisch-anatomisch Vermehrung der Neurofilamente, später Axon- und Markscheidenuntergang.

D: Trimethylentrinitroamin-Intoxikation
E: Intoxication due to trimethylentrinitroamine

Synonyme: Trimethylentrinitroamin-Vergiftung
RDX-Intoxikation
Cyclonite-Intoxikation
Hexogene-Intoxikation
T_4-Intoxikation

Akute Vergiftung durch Trimethylentrinitroamin. Einige Minuten nach Inhalation kommt es zu plötzlichem Bewußtseinsverlust, generalisierten tonisch-klonischen Anfällen, Areflexie, Salivation, Enuresis und mehrstündigem Koma.

D: Äthylenoxid-Polyneuropathie
E: Neuropathy due to ethylene oxide

→ Polyneuropathie nach meist wochen- bis monatelanger Exposition mit Äthylenoxid durch Inhalation. Anfangs Parästhesien an den Fingern und teilweise auch an den Händen, danach folgen distale motorische Ausfälle an den unteren Extremitäten, selten auch auf die oberen Extremitäten übergreifend. Meist kommt es zu Pallhypästhesie bis Pallanästhesie; nicht immer sind Oberflächensensibilitätsstörungen nachweisbar. Nach Beendigung der Exposition bilden sich die Symptome in der Regel vollständig zurück.
Im Liquor keine Veränderungen. Die Nervenleitgeschwindigkeit ist nur leicht bis mäßig verzögert.
Pathologisch-anatomisch axonale Degeneration.

D: Dimethylaminoproprionitril-Polyneuropathie
E: Neuropathy due to dimethylaminoproprionitril

Synonyme: DMAPN-Polyneuropathie
DMAPN-Myeloneuropathie

Nach meist berufsbedingter Exposition mit Dimethylaminoproprionitril (DMAPN), einem Katalysator für die Kunststoffpolymerisation, auftretende →Polyneuropathie. Beginn mit Blasenstörungen und Impotenz; im späteren Verlauf Parästhesien an Händen und Füßen sowie Sensibilitätsstörungen für alle Qualitäten, vor allem in den unteren sakralen Dermatomen. Das Vibrationsempfinden an den Füßen ist gemindert. Motorische Ausfälle betreffen vor allem die Zehen- und Fußextensoren. Auffälliges Erhaltenbleiben der Muskeleigenreflexe, das auf eine Beteiligung des Rückenmarks schließen läßt (Myeloneuropathie). Die Prognose ist in der Regel gut, nach schweren Ausfällen können jedoch Blasen- und Potenzstörungen zurückbleiben.
Pathologisch-anatomisch vorwiegend distale axonale Degeneration mit axonaler Schwellung durch Neurofilamente sowie unspezifische Organellen.

D: Methylphenyltetrahydropyridin-Parkinsonismus
E: Parkinsonism due to methylphenyltetrahydropyridine

Synonyme: MPTP-Parkinsonismus
1-Methyl-4-phenyl-1,2,3,6-tetrahydropyridin-Parkinsonismus

Nach chronischer intravenöser Applikation (Sucht), möglicherweise auch durch Inhalation oder durch Hautkontakt entstehendes irreversibles Parkinson-Syndrom.
Pathologisch-anatomisch Nervenzelluntergang in der Pars compacta der Substantia nigra.

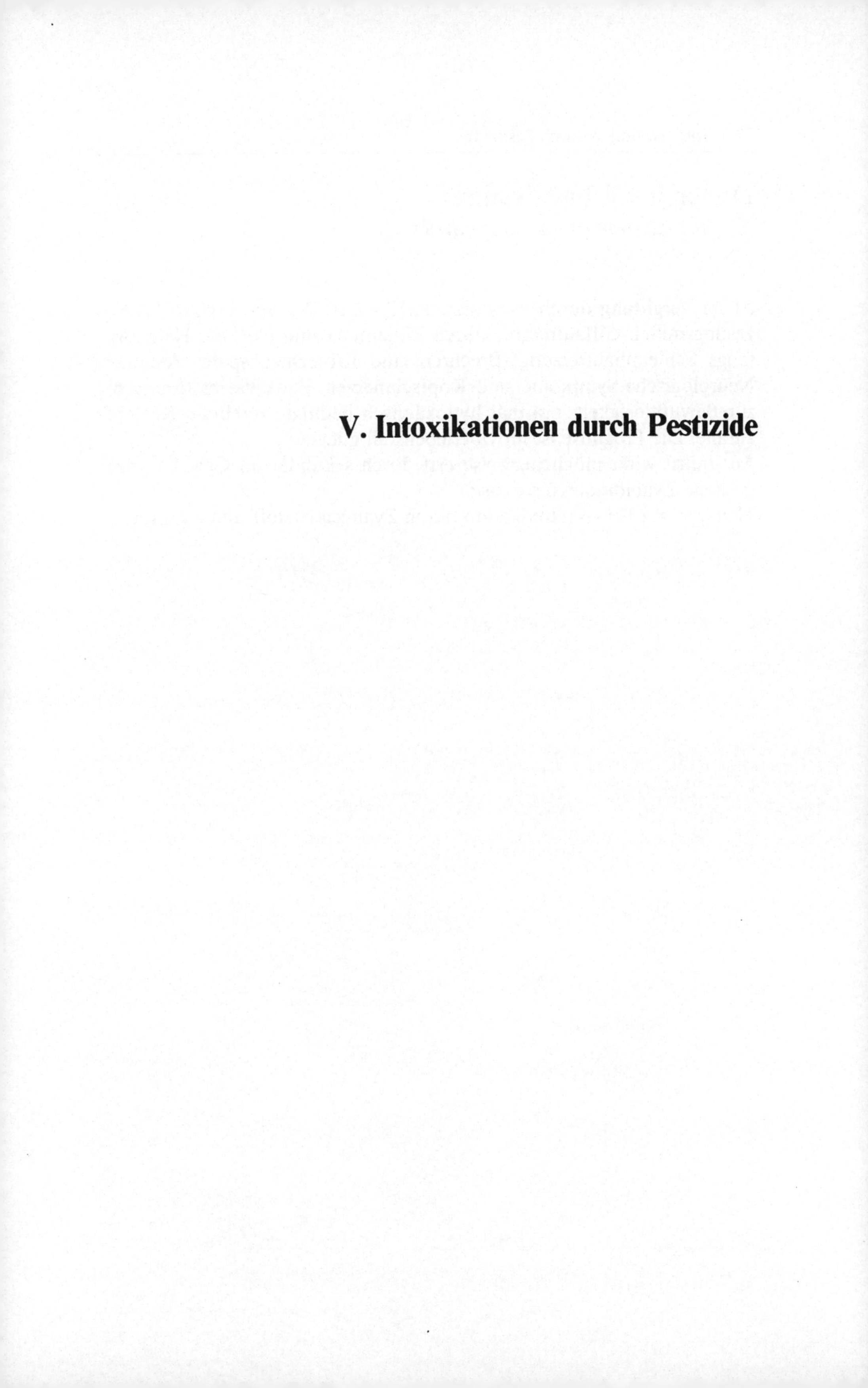

V. Intoxikationen durch Pestizide

D: Acrylnitril-Intoxikation

E: Intoxication due to acrylnitrile

Akute Vergiftung durch Acrylnitril ($CH_2{=}CHCN$), ein insektizides Begasungsmittel. Giftaufnahme durch Einatmung und über die Haut. Anfangs Schleimhautreizung, Brechreiz und Erbrechen, später Atemnot. Neurologische Symptome sind Kopfschmerzen, Bewußtseinsstörung bis zur Bewußtlosigkeit, präfinal hypoxämisch bedingte zerebrale Krampfanfälle. Die Prognose ist im Überlebensfall gut.
Acrylnitril wirkt möglicherweise erst durch sekundär im Gewebe abgespaltene Zyanidmoleküle toxisch.
Therapie wie bei → Intoxikation durch Zyanwasserstoff und Zyanide.

D: Arsen-Intoxikation
E: Intoxication due to arsen

Synonyme: Arsen-Polyneuropathie (Teilform)
Arsen-Enzephalopathie (Teilform)
Arsen-Melanose (Teilform)
Arsen-Krebs (Teilform)

Akute oder chronische Vergiftung durch Arsen (As), ein Metalloid (TRK*: 0,1 mg/m^3). Bei akuter Vergiftung durch orale Aufnahme trockene Mundschleimhaut, Brennen im Ösophagus, Durstgefühl und gastrointestinale Symptomatik mit heftigen Leibschmerzen, Erbrechen, choleraartigen Durchfällen und ausgeprägte Elektrolytstörungen. Initial Reizung der Atemwegsschleimhäute mit Husten und Heiserkeit; dazu Kopfschmerzen, Schwindel und Schwächegefühl. Bei Inhalation der toxischen Substanz Schmerzen über der Brust und Herzgegend. Tod durch Kapillarlähmung. Im Überlebensfall nach etwa 3 Wochen →Arsen-Polyneuropathie.

Nach chronischer Einwirkung kommt es zu Hauthyperpigmentation und Hyperkeratosen der Hände und Füße, gelegentlich auch zu Tumoren der Haut und der Bronchien, charakteristischen sensomotorischen →Polyneuropathien mit starken vegetativ-trophischen Störungen. Hirnnervenausfälle sind sehr selten. Bezeichnend sind Meessche Streifen an den Fingernägeln. Zentralnervöse Symptome sind Kopfschmerzen, und ein organisches Psychosyndrom unterschiedlicher Ausprägung (paranoid-halluzinatorische Psychose, Verwirrtheit, Delir, Bewußtlosigkeit) sowie generalisierte tonisch-klonische Anfälle.

Pathologisch-anatomisch sind Markscheiden und Axone gleichermaßen betroffen. Veränderungen der Vorderhornzellen kommen vor. Petechiale Blutungen im Großhirnmarklager der inneren Kapsel und im Hirnstamm sind beschrieben worden.

Arsen kann in Blut, Urin, Haaren und Fingernägeln nachgewiesen werden.

* TRK = Technische Richtkonzentration

D: Arsen-Polyneuropathie
E: Neuropathy due to arsen

Synonym: Arsen-Polyneuritis (irreführend)

Symmetrische sensomotorische, distal und an den unteren Extremitäten betonte →Polyneuropathie nach akuter oder chronischer Arsen-Intoxikation. Oft quälende Spontanschmerzen und vegetativ-trophische Störungen, z.T. mit ödematöser Schwellung oder schmerzhaften Ulzerationen und Mutilationen im distalen Extremitätenbereich. Weiterhin Meessche Nagelstreifen, eine Arsenmelanose bzw. Hyperkeratose an Händen, Füßen, am Hals und im Gesicht. Selten Hirnnervenausfälle. Nach Beendigung der Exposition nur schleppende Rückbildung über Wochen bis Jahre; in ausgeprägten Fällen Defektzustände.
Im Liquor Gesamteiweiß mitunter leicht bis mäßig vermehrt.
Pathologisch-anatomisch distale axonale Degeneration und Vorderhornzellenschädigung.

D: Bariumpolysulfid-Intoxikation

E: Intoxication due to bariumpolysulfide

Synonym: Bariumpolysulfid-Polyneuropathie (Teilform)

Akute Vergiftung durch Bariumpolysulfid (BaS_x.) (MAK-Wert: 0,5 mg/m^3). Nach oraler Aufnahme erhebliche gastrointestinale Beschwerden (Dysphagie, Erbrechen, wäßrige und blutige Durchfälle, Leibschmerzen); daneben Störungen des Wasser- und Elektrolythaushalts, Herzrhythmusstörungen, Lungenödem sowie Leber- und Nierenschädigung (Polyurie, Oligurie, gelegentlich bis zur Anurie fortschreitend). Neurologische Symptome sind Schwindelgefühl, Faszikulationen der Muskulatur, Akkommodationsstörung, Verwirrtheitszustände und seltener generalisierte tonisch-klonische Anfälle. Schon ein bis zwei Stunden nach der Gifteinnahme können sich rein motorische Lähmungen entwickeln, die in schweren Fällen durch Einbeziehung der Atemmuskulatur zum Tode führen kann.
Bariumpolysulfid geht unter Einwirkung von Magensäure in Bariumchlorid über, das als schweres Gift wirksam wird.
Therapeutisch ist sofortige Magenspülung mit wäßriger Medizinalkohle und beschleunigte Darmpassage mit Natriumsulfat, versuchsweise Behandlung mit $CaNa_2$-EDTA angezeigt.

D: Bariumpolysulfid-Polyneuropathie
E: Neuropathy due to bariumpolysulfide

Schon ein bis zwei Stunden nach der Gifteinnahme kann sich eine rein motorische →Polyneuropathie mit aufsteigenden Lähmungen entwikkeln, die in schweren Fällen durch Lähmung der Atemmuskulatur zum Tode führen kann.

D: Kalziumpolysulfid-Intoxikation
E: Intoxication due to calciumpolysulfide

Akute Vergiftung durch Kalziumpolysulfid (CaS_x.). Neurologische Symptome wie →Schwefelwasserstoff-Intoxikation.

D: Carbamat-Intoxikation
E: Intoxication due to carbamates

Synonyme: Aldicarb-Intoxikation
Barban-Intoxikation
Carbaryl-Intoxikation
Carbetamid-Intoxikation
Chlorbufam-Intoxikation
Chlorpropham-Intoxikation
Diallat-Intoxikation
Dimetan-Intoxikation
Dimetilan-Intoxikation
Formetanat-Intoxikation
Isolan-Intoxikation
Mercaptodimethur-Intoxikation
Methomyl-Intoxikation
Phenmediphan-Intoxikation
Promecarb-Intoxikation
Propham-Intoxikation
Propoxur-Intoxikation
Triallat-Intoxikation

Akute Vergiftung durch Carbamate. Nach Verschlucken, Inhalation und Hautaufnahme entwickeln sich im allgemeinen sehr rasch flüchtige Symptome (Miosis, asthmaähnliche Beschwerden), die weitgehend denen der →Vergiftung durch organische Phosphorverbindungen entsprechen.

Anmerkung: Therapie mit Atropinsulfat. Die Behandlung von Carbamat-Vergiftungen mit Oximen ist kontraindiziert, da dadurch die Carbamatwirkung verstärkt wird.

D: Chlordan-Intoxikation
E: Intoxication due to chlordane

Synonym: Chlordan-Enzephalopathie (Teilform)

Akute Vergiftung durch Chlordan (MAK-Wert: 0,5 mg/m^3), Cyclodi-ene. Initial gelegentlich heftiges Erbrechen. Stunden nach oraler Aufnahme des Giftes polysymptomatisches Krankheitsbild mit Tremor, fokalen und generalisierten tonisch-klonischen Anfällen. Seltener sind Diplopie, vestibulärer Spontannystagmus, Ataxie, Opisthotonus, gesteigerte Muskeleigenreflexe.
Die Prognose ist im allgemeinen gut, Rückbildung der Symptome erfolgt in Tagen.
Sicherung der Diagnose durch Chlordan-Serumspiegel-Bestimmung (> 2,7 ppm).

D: Chlordecon-Intoxikation
E: Intoxication due to chlordecon

Synonyme: Kepon®-Intoxikation
Mirex®-Intoxikation

Akute Vergiftung, die zu einem unregelmäßigen Ruhetremor (6 bis 8 Hz) führt. In schwersten Fällen „schüttelt" der ganze Körper, dann findet sich auch eine Gangataxie. Leitsymptom ist ein Opsoklonus, üblicherweise mit horizontaler, in schweren Fällen mit multidirektionaler Schlagrichtung. Häufig pseudoneurasthenisches Syndrom mit erhöhter Reizbarkeit, seltener Verwirrtheit, Orientierungsstörung, akustische Halluzinationen und sogenannte „startle"-Reaktionen.
Beschleunigte Ausscheidung von Chlordecon ist mit Cholestyramin (16 g/Tag p.o.) möglich. Propranolol (bis 200 mg/Tag) kann manchmal den Tremor dämpfen.
Die Diagnose wird durch Nachweis des erhöhten Chlordecon-Spiegels im Serum (> 1,0 ppm) gesichert.

D: Crimidin-Intoxikation
E: Intoxication due to crimidine

Synonyme: Castrix-Intoxikation
Chlordimethylaminomethylpyrimidin-Intoxikation

Akute Vergiftung durch Chlordimethylaminomethylpyrimidin, ein Mäuse- und Rattengift. Typische Symptome sind Nausea, Durstgefühl, Brechdurchfall. Nach einer Latenzzeit von Stunden treten als erste neurologische Symptome generalisierte Muskelfaszikulationen auf. Später folgen psychomotorische Erregungszustände mit Bewußtseinstrübung und schließlich reizabhängige, generalisierte tonisch-klonische Anfälle („startle reactions"). Letaldosis für den Menschen etwa 50 mg.
Die Substanz oder einer ihrer Metaboliten ist ein Vitamin-B_6-Antagonist.

D: Intoxikation durch Zyanwasserstoff und Zyanide
E: Intoxication due to cyanhydrogen and cyanides

Synonyme: Zyanid-Vergiftung
Blausäure-Vergiftung
Zyankali-Vergiftung

Akute Vergiftung mit Zyanwasserstoff und Zyaniden (HCN). Initial Schleimhautreizung, rosige Hautfarbe, hellrotes Venenblut, Dyspnoe und Stenokardien, bei schwerer Vergiftung Atemarrhythmie, Herzstillstand, Atemstillstand. An neurologischen Symptomen treten Kopfschmerzen, Angstgefühl, Apathie, Bewußtseinstrübung bis zur Bewußtlosigkeit sowie generalisierte tonisch-klonische Anfälle auf. Rasch einsetzender Tod infolge zentraler Atemlähmung. Nach ca. vierstündiger Überlebenszeit ist vollständige Rückbildung der toxisch bedingten Symptomatik möglich. Bei nicht tödlicher Vergiftung sind keine Spät- oder Dauerfolgen bekannt.
Der Wirkungsmechanismus beruht vor allem auf einer Blockade der Cytochromoxidase und anderer Fermentsysteme der Körperzellen. Letale Dosis 1 mg Zyanid/kg Körpergewicht.
Wirksames Antidot: Amylnitrit oder Natriumnitrit und anschließend Natriumthiosulfatgabe, außerdem Di-Kobalt-EDTA (Co_2EDTA) und N-N-Dimethyl-p-Aminophenol.

D: Paraquat-Intoxikation
E: Intoxication due to paraquat

Synonyme: Gramoxone®-Intoxikation
Paraquat-Vergiftung
Paraquat-Lunge (Teilform)

Akute Vergiftung durch Paraquat (Gramoxone®), eine Dipyridinium-Verbindung, die in erster Linie nach mehreren Tagen zu einer meist tödlich verlaufenden Erkrankung der Lunge (Paraquat-Lunge) führt (letale Dosis etwa 4 mg/kg; MAK-Wert: 0,1 mg/m^3). Anfangs kommt es zu Schluckbeschwerden, Magen-Darmkoliken und nach einer Latenzzeit von wenigen Stunden zu blutigen Durchfällen. Selten werden auch neurologische Symptome beobachtet: Kopfschmerzen, Muskelschwäche, Nackensteife und, mit einer Latenz von Stunden, allgemeine Hyperästhesie, Tremor und generalisierte tonisch-klonische Anfälle.

D: Deiquat-Intoxikation
E: Intoxication due to diquat

Synonyme: Deiquat-Vergiftung
Diquat-Intoxikation

Akute Vergiftung durch das Bipyridylium-Derivat Äthylen-bipyridinium-dibromid, einen halogenierten Kohlenwasserstoff. Innerhalb von Stunden Schwindelgefühl, passagere psychotische Symptome, später zumeist generalisierte tonisch-klonische Anfälle und Bewußtseinstrübung bis zur Bewußtlosigkeit.

D: Dieldrin-Intoxikation
E: Intoxication due to dieldrin

Synonyme: Dieldrin-Polyneuropathie (Teilform)
Aldrin-Intoxikation
Endosulfan-Intoxikation
Endrin-Intoxikation
Isobenzan-Intoxikation
Telodrin-Intoxikation

Akute oder chronische Vergiftung durch Dieldrin (MAK-Wert: 0,25 mg/m^3), einen chlorierten Kohlenwasserstoff (Organochlorine).
Die akute Intoxikation führt häufig zu Lungenödem und Mikrohämaturie. Ohne vorausgehende zentralnervöse Symptome kommt es zu Serien von generalisierten tonisch-klonischen Anfällen. Bei oraler Aufnahme des Giftes entwickeln sich die Störungen innerhalb von 20 bis 30 Minuten, bei intravenöser Zufuhr innerhalb weniger Minuten.
Die chronische Exposition führt je nach zugeführter Dosis und mit variabler Latenz zu motorischen Reizphänomenen, bei niedriger Dosis zu generalisierten Myoklonien, bei höherer Dosis zu generalisierten tonisch-klonischen Anfällen.
Bei akuten und chronischen Vergiftungen entstehen selten auch symmetrische motorische → Polyneuropathien.
Die Wirkung des Giftes besteht offenbar in einer exzessiven Freisetzung von Neurotransmittern (u.a. Acetylcholin).

D: Dieldrin-Polyneuropathie
E: Neuropathy due to dieldrin

Symmetrische motorische → Polyneuropathie nach akuter oder chronischer Vergiftung durch Dieldrin, einen chlorierten Kohlenwasserstoff (Organochlorine).

D: Dichlor-Diphenyl-Trichloräthan-Intoxikation
E: Intoxication due to dichlorodiphenyltrichloroethane

Synonyme: Dichlor-Diphenyl-trichlorethan-Intoxikation
DDT-Intoxikation
DDT-Polyneuropathie (Teilform)

Akute oder chronische Vergiftung durch Dichlor-diphenyl-trichloräthan (DDT) (MAK-Wert: 1 mg/m^3), einen chlorierten Kohlenwasserstoff (Organochlorine).
Bei der akuten Intoxikation werden nach einer Latenzzeit von 2 bis 3 Stunden Schleimhautreizungen, Erbrechen, Koliken, unter Umständen auch veränderte Blutzuckerspiegel, Leber- und Nierenschäden beobachtet. Nach 1 bis 6 Stunden finden sich neurologische Symptome: Parästhesien (perioral, Zunge, Extremitäten), feinschlägiger Ruhetremor der Hände, Dysarthrie (verwaschene Sprache), vestibulärer Spontannystagmus, gesteigerte Muskeleigenreflexe. Seltenere Symptome sind Kopfschmerzen, Schwindelgefühl, Gang- und Standataxie, Sehstörungen, Tinnitus, Verlangsamung aller psychischen Abläufe, generalisierte tonisch-klonische Anfälle sowie Koma.
Die chronische DDT-Intoxikation führt zu symmetrischen oder asymmetrischen → Polyneuropathien sowie einseitiger oder häufiger beidseitiger, retrobulbärer Optikusschädigung. Vorzugsweise auch Befall des N. statoacusticus. Pathologisch-anatomische Veränderungen vor allem der tiefen Kleinhirnkerne.
Symptomatische Therapie: Diphenylhydantoin reduziert die DDT-Konzentration in den Fettspeichern.
Der Nachweis von DDT im Blut oder im Fettgewebe ist möglich, im Einzelfall aber schwierig zu interpretieren, da nahezu in der gesamten Bevölkerung DDT-Anreicherungen in diesen Geweben gefunden werden. Eine Konzentration von > 180 µg/ml (ppm) im Plasma erlaubt Annahme einer klinisch relevanten DDT-Intoxikation.

D: Dichlor-Diphenyl-Trichloräthan-Polyneuropathie
E: Neuropathy due to dichlorodiphenyltrichloroethane

Synonym: DDT-Polyneuropathie

Nach chronischer DDT-Intoxikation (Dichlor-diphenyl-trichlorethan) auftretende symmetrische oder asymmetrische →Polyneuropathie, z.T. zusammen mit einseitiger oder (häufiger) beidseitiger, retrobulbärer Optikusschädigung; häufig auch Befall des N. statoacusticus.

D: Hexachlorcyclohexan-Intoxikation
E: Intoxication due to hexachlorocyclohexane

Synonyme: Hexachlorcyclohexan-Vergiftung
HCH-Intoxikation
Lindan®-Intoxikation

Akute oder chronische Vergiftung durch γ-Hexachlorcyclohexan (HCH) (MAK-Wert: 0,5 mg/m^3), einen chlorierten Kohlenwasserstoff (Organochlorine).
Die akute Intoxikation setzt innerhalb von etwa 30 Minuten ein und führt zu gastrointestinalen (Erbrechen, Diarrhöe) und kardialen Symptomen (Extrasystolie, ventrikuläre Tachykardie). Darüber hinaus kann es zu Leukozytose, Hyperglykämie und Atemlähmung kommen. Im Vordergrund der neurologischen Symptomatik stehen generalisierte tonisch-klonische Anfälle und quantitative Bewußtseinsstörungen. Außerdem wurden tonische Anfälle und generalisierte Myoklonien beobachtet. Solange keine Bewußtseinsstörung vorliegt, Steigerung der Muskeleigenreflexe. Gelegentlich Meningismus. Im Überlebensfall Rückbildung der Symptome in einigen Tagen.
Die chronische Intoxikation bewirkt ein pseudoneurasthenisches Syndrom mit erhöhter Reizbarkeit und Erregbarkeit sowie Minderung der Konzentrationsfähigkeit. Anhaltende Hexachlorcyclohexan-Zufuhr bewirkt qualitative Bewußtseinsstörung (Verwirrtheit), Tetraspastik, pathologische Reflexe der Babinskireihe, Kopf- und Extremitätentremor. Gelegentlich findet man eine hochgradige Visusminderung.
Die Diagnose kann durch den Nachweis einer erhöhten Hexachlorcyclohexan-Konzentration in Blut und Fettgewebe gesichert werden.

D: Intoxikation durch Dinitrophenol-Derivate
E: Intoxication due to derivates of dinitrophenol

Synonyme: Vergiftung durch Dinitrophenolderivate
Dinitrophenol-Polyneuropathie (Teilform)
Binapacryl-Intoxikation
Butyl-DNP-Intoxikation
Dessin-Intoxikation
Dinobuton-Intoxikation
Dinocap-Intoxikation
Dinoseb-Intoxikation
Dinoterb-Intoxikation
DNOC-Intoxikation
Medinoterbazetat-Intoxikation
Methyl-DNP-Intoxikation
Zyklohexyl-DNP-Intoxikation

Akute oder chronische Vergiftung durch Dinitrophenol-Derivate (DNP). Akut kommt es zu Schläfrigkeit, Hyperthermie-Syndrom durch Stoffwechselsteigerung mit profusem Schwitzen; außerdem Übelkeit, Durst, Tachypnoe, Hyperglykämie und Hypersalivation.
Bei chronischer Vergiftung treten Gewichtsverlust, Anämie, Eosinophilie, Agranulozytose, Leber- und Nierenstörungen wie auch Seh- und Hörstörungen auf. Spezielle neurologische Symptome sind selten. Vereinzelt scheint die Vergiftung zunächst mit einer euphorischen Stimmung einherzugehen, die dann von Angstzuständen abgelöst wird. Selten finden sich symmetrisch-sensible →Polyneuropathien mit Spontanschmerzen und Hyperpathie.
Dinitrophenol wirkt über eine Entkoppelung der oxydativen Phosphorylierung. Eine klinisch relevante Vergiftung findet sich bei einem Blutspiegel von > 20 mg/ml.
Behandlung mit Hypothermie und physikalischen Maßnahmen bessert die Prognose.

Anmerkung: Barbiturate und Opioide erhöhen die Mortalität!

D: Polyneuropathie durch Dinitrophenol-Derivate
E: Neuropathy due to derivates of dinitrophenol

Synonyme: Dinitrophenol-Polyneuropathie
Binapacryl-Polyneuropathie
Butyl-DNP-Polyneuropathie
Zyklohexyl-DNP-Polyneuropathie
Dessin-Polyneuropathie
Dinobuton-Polyneuropathie
Dinocap-Polyneuropathie
Dinoseb-Polyneuropathie
Dinoterb-Polyneuropathie
DNOC-Polyneuropathie
Medinoterbazetat-Polyneuropathie
Methyl-DNP-Polyneuropathie

Selten auftretende, symmetrisch-sensible → Polyneuropathie mit Reizerscheinungen nach akuter oder chronischer Vergiftung durch Dinitrophenol-Derivate (DNP).

D: Fluorid-Intoxikation
E: Intoxication due to fluorides

Synonym: Fluorid-Vergiftung

Akute oder chronische Vergiftung durch anorganische Fluoridverbindungen (MAK-Wert: 2,5 mg/m^3). Toxische Erscheinungen bei einer Serum-Fluoridkonzentration von 2,0 bis 3,0 mg/l. Die Fluoride sind nicht primär neurotoxisch. Neurologische Symptome entstehen teilweise über eine Hypokalzämie durch Verbindung von Fluorid und Kalzium. Tetanische Anfälle und Bewußtseinsstörungen aller Schweregrade sind im Frühstadium der akuten Intoxikation charakteristisch. Schmerzen im Thorax und in den Beinen sind häufig. Diffuse Parästhesien können auftreten, außerdem Mydriasis, (einseitige) Ptosis, Diplopie und Optikusatrophie.
Die chronische Fluorid-Intoxikation kann über einen hochgradigen Strukturumbau der Wirbelsäule zu vertebragenen Kompressionssyndromen führen.

D: Metaldehyd-Intoxikation
E: Intoxication due to metaldehyde

Synonyme: Metaldehyd-Vergiftung
Trockenspiritus-Vergiftung
Meta-Intoxikation

Akute Vergiftung durch Metaldehyd ($(CH_3CHO)_4$) nach oraler Aufnahme oder Inhalation von Dämpfen. Führt zu hämorrhagischer Gastritis, Mydriasis, Hyperthermie, Azetonurie. Nach mehrstündiger Latenzzeit treten Parästhesien in den Beinen, Steigerung der Muskeleigenreflexe, choreatische Hyperkinesen, später auch tetanische und generalisierte tonisch-klonische Anfälle auf. Vestibulärer Spontannystagmus, Opisthotonus, Trismus und quantitative Bewußtseinsstörungen bis zur Bewußtlosigkeit sind seltener.
Unter Einwirkung von Magensalzsäure entsteht aus dem Metaldehyd das toxisch wirksame Acetaldehyd.

D: Monobrommethan-Intoxikation
E: Intoxication due to monobromomethane

Synonyme: Monobrommethan-Vergiftung
Brommethan-Intoxikation
Methylbromid-Intoxikation
Promethyl-Intoxikation
Monobrommethan-Polyneuropathie (Teilform)
Exogene Psychose durch Monobrommethan (Teilform)

Akute und chronische Vergiftung durch Monobrommethan (CH_3Br) nach Inhalation bzw. Hautresorption (MAK-Wert: 5 ml/m^3 (ppm), 20 mg/m^3). Gekennzeichnet durch akutes Lungenödem, ausgeprägte Zyanose, lokale Dermatitis, Kreislaufstörungen und Symptome von seiten des peripheren und zentralen Nervensystems. Frühe neurologische Symptome sind Kopfschmerzen, Schwindelgefühl, Diplopie und quantitative Bewußtseinsstörung. Nach einer Latenzzeit von Stunden bis Tagen kommen Tremor, generalisierte Myoklonien und generalisierte tonisch-klonische Anfälle sowie eine körperlich begründbare Psychose vom deliranten Typ hinzu. Nach Abklingen der Akutsymptome können ein pseudoneurasthenisches Syndrom (mit erhöhter Reizbarkeit) sowie Visusminderung, Diplopie und Pupillenstarre bestehen bleiben. Symmetrische sensomotorische Polyneuropathien kommen vor.
Chronische Vergiftung siehe →Monochlormethan-Intoxikation.

D: Monobrommethan-Polyneuropathie
E: Neuropathy due to monobromomethane

Synonyme: Methylbromid-Polyneuropathie
Promethyl-Polyneuropathie

Selten auftretende, symmetrische sensomotorische →Polyneuropathie mit dominierenden Tiefensensibilitätsstörungen nach akuter oder chronischer Vergiftung mit Monobrommethan (CH_3Br) infolge Inhalation bzw. Hautresorption (mit lokaler Dermatitis).

D: Intoxikation durch organische Quecksilberverbindungen

E: Intoxication due to organic mercurial compounds

Synonyme: Minimata-Krankheit
Hunter-Russell-Syndrom

Chronische Vergiftung durch organische Quecksilberverbindungen (MAK-Wert: 0,01 ml/m^3 (ppm) (MeHg)) mit gastrointestinalen Reizerscheinungen und Schäden von Nieren (Quecksilber-Nephropathie) sowie peripherem und zentralem Nervensystem. Die initialen neurologischen Symptome treten mit einer Latenz von einem bis mehreren Monaten auf. Dann können sich vorwiegend symmetrische sensible oder gemischte Polyneuropathien entwickeln. Visusverminderung und Gesichtsfelddefekte (z. B. konzentrische Gesichtsfeldeinengung) sind häufig. Die Augenfolgebewegungen sind zumeist gestört. Extremitäten-, Gang- und Rumpfataxie kommen vor. Typische Symptome sind Dysarthrie, in schweren Fällen vollständige Anarthrie sowie beidseitige Hochtonschwerhörigkeit. Seltener werden Myoklonien, Tremor, choreatische und athetotische Bewegungen, Affektlabilität, Intelligenzminderung sowie Bewußtseinstrübung beobachtet.
Pathologisch-anatomisch lassen sich fokale Atrophien der Area calcarina, des Kleinhirns und des Gyrus prae- und postcentralis sowie häufig des temporalen Kortex finden. Im N. suralis wurde ein Untergang markhaltiger Fasern beschrieben.
Die Diagnose wird durch Nachweis von organischen Quecksilber-Verbindungen im Blut ($>$ 500 μg/l) und in den Haaren gesichert.

D: Nikotin-Intoxikation
E: Intoxication due to nicotine

Synonym: Tabak-Vergiftung

Akute Vergiftung durch Nikotin (MAK-Wert: 0,07 ml/m^3 (ppm); 0,5 mg/m^3) führt sehr rasch zum Koma. Initialsymptome: Mydriasis mit vermindertem Lichtreflex, Tachyarrhythmie, profuser Schweißausbruch. Häufig wurden Schwindel, Angst, Verwirrtheit, generalisierte tonisch-klonische Anfälle beobachtet. Kopfschmerz, Tremor und Dysarthrie sind seltene Symptome. Der Tod tritt durch Atem- und Herzstillstand ein.

D: Diäthyltoluamid-Intoxikation
E: Intoxication due to diethyltoluamide

Synonyme: Diethyltoluamid-Intoxikation
M-Delphen-Intoxikation
Detamet-Intoxikation
Methadelphen-Intoxikation
DEET-Intoxikation

Chronische Vergiftung durch N,N-Diäthyltoluamid, einen Bestandteil zahlreicher Insektenrepellentien. Neurologische Symptome bei chronischem Mißbrauch sind Gangstörung, hypotone Dysarthrie, durch Geräusche und Schmerzreize auslösbare tetanische Anfälle („startle-Reaktion") und gesteigerte Muskeleigenreflexe, seltener Bewußtseinsstörungen.
Toxische Wirkung durch zumindest initiale Stimulation von Acetylcholinrezeptoren.

D: Intoxikation durch organische Thiozyanate
E: Intoxication due to organic thiocyanats

Akute Vergiftung durch organische Thiozyanate, die rasch zu Bewußtseinstübung bis Bewußtlosigkeit führt. Generalisierte tonisch-klonische Anfälle können als Folge der Hypoxämie auftreten. Tod durch zentrale Atemlähmung.
Toxische Wirkung über Freisetzung von Zyanwasserstoff.

D: Intoxikation durch Phosphorsäureester
E: Intoxication due to organophosphates

Synonyme: Vergiftung durch Alkylphosphate
Phosphorsäureester-Vergiftung
Phosphorsäureester-Polyneuropathie (Teilform)
Phosphorsäureester-Myelopathie (Teilform)

Akute Vergiftung durch organische Phosphor-Verbindungen, bei welchen ein oder mehrere Alkylradikale über eine Sauerstoff- bzw. Amidbrücke mit dem Phosphor verknüpft sind. Intoxikation durch orale Aufnahme, Inhalation (Giftdampf) oder Absorption über Haut und Konjunktiven. Miosis (gelegentlich asymmetrisch) ist ein frühes okuläres Symptom, das nach Metabolisierung des Giftes sehr spät verschwindet. Druck und Schmerzen hinter den Bulbi sind charakteristische Frühsymptome. Die Akkommodation kann beeinträchtigt sein. Je nach aufgenommener Giftmenge wechselt die Symptomatik; es kann zu Lakrimation, Hypersalivation, Schwindel, Erbrechen, Bronchospasmen, vermehrter Bronchialsekretion u.a. kommen. Lidzuckungen und Laryngospasmus sind häufig. Profuser Schweißausbruch, gastrointestinale Symptome, Lungenödem, arterielle Hypotension, Bradykardie, unwillkürlicher Stuhl- und Harnabgang zeigen die schwere Vergiftung an. Die nikotinartigen Wirkungen an den neuromuskulären Synapsen verursachen zunächst Myoklonien. Faszikulationen beginnen typischerweise in der Fazialis- und der Wadenmuskulatur, bevor sie generalisieren. Schließlich stellt sich muskuläre Schwäche mit schlaffen Lähmungen ein. Die zentralen Symptome umfassen elementare Farbsinnesstörungen, psychomotorische Unruhe, Angst und Affektlabilität. Schlaflosigkeit (Insomnie) ist typisch. Frontale Kopfschmerzen, Tremor und schließlich Ataxie von Rumpf und Extremitäten sowie Dysarthrie kommen hinzu. Generalisierte tonisch-klonische Anfälle sind häufig.
Bei chronischer Exposition werden Konzentrations- und Gedächtnisstörungen, Apathie und dementielle Verläufe von Verwirrtheitszuständen abgelöst. Symmetrische, vorwiegend motorische Polyneuropathien und Myelopathien wurden beschrieben.
Die Phosphorsäureester potenzieren die Wirkung des Acetylcholins, indem sie das Enzym Cholinesterase blockieren. Die akute Organophosphor-Intoxikation wird durch cholinerge Wirkungen an Muskarin-

und Nikotinrezeptoren in der Peripherie und durch Wirkungen auf das zentrale Nervensystem bestimmt.
Die Diagnose kann durch Nachweis der toxischen Substanz aus Mageninhalt und Blut gesichert werden.

D: Polyneuropathie durch Phosphorsäureester
E: Neuropathy due to organophosphates

Symmetrische, vorwiegend motorische → Polyneuropathie infolge akuter Vergiftung mit Phosphorsäureestern. Typisch sind eine längere Latenzzeit bis zum Einsetzen der Polyneuropathie-Symptomatik, die das initiale Auftreten spastischer Symptome wie bei der → Triorthokresylphosphat-Vergiftung überlagert. Nur verzögerte Rückbildung, häufig spastische Residualsymptome (Myelopathie).

D: para-Dichlorbenzol-Intoxikation

Siehe Abschnitt „Intoxikationen durch sonstige organische Verbindungen".

D: Pentachlorphenol-Intoxikation

E: Intoxication due to pentachlorophenol

Synonym: Pentachlorphenol-Polyneuropathie (Teilform)

Akute oder chronische Vergiftung durch Pentachlorphenol. Inhalation führt zu Schleimhautreizung.
Bei akuter Vergiftung Herz-Kreislauf- und gastrointestinale Störungen, Hyperglykämie und Hyperthermie-Syndrom. Atemlähmung ist möglich.
Bei chronischer Vergiftung Leber- und Nierenschädigung und Hautveränderungen (z. B. Hyperhidrosis). An neurologischen Symptomen lassen sich Kopfschmerzen, Hypersalivation, Muskeladynamie, zentrale Hyperventilation und Bewußtseinsstörungen bis zur Bewußtlosigkeit und generalisierte Parästhesien beobachten.
Pentachlorphenol stört die oxydative Phosphorylierung und den Energiestoffwechsel der Zelle.

D: Pentachlorphenol-Polyneuropathie
E: Neuropathy due to pentachlorophenol

Seltene, symmetrisch-sensible →Polyneuropathie mit erheblichen Parästhesien und Störungen der Oberflächensensibilität und des Vibrationsempfindens nach chronischer Vergiftung mit Pentachlorphenol. Mitbeteiligung des N. opticus ist beschrieben worden. Nur langsame Rückbildung der Symptome nach Ende der Exposition.
Verminderung der motorischen und sensiblen Nervenleitgeschwindigkeit.

D: Intoxikation durch Phenoxykarbonsäuren
E: Intoxication due to phenoxycarbon acids

Synonyme: Phenoxykarbonsäuren-Vergiftung
2,4-D-Intoxikation
2,4,5-T-Intoxikation
Dichlorprop-Intoxikation
Fenoprop-Intoxikation
MCPA-Intoxikation
MCPB-Intoxikation
Mecoprop-Intoxikation
2,4-Dichlorphenoxyessigsäure-Polyneuropathie (Teilform)

Vergiftung durch Phenoxykarbonsäuren, z.B. 2,4-D; 2,4,5-T; Dichlorprop; Fenoprop; MCPA; MCPB; Mecoprop). Aufnahme parenteral und über die Haut. Die akute Vergiftung beginnt schon nach Stunden mit Kopfschmerzen und Antriebslosigkeit. Bei schwerer Vergiftung stellt sich Bewußtseinstrübung bis zur Bewußtlosigkeit ein. Nach einigen Stunden kann eine symmetrische, gemischte →Polyneuropathie mit heftigen Spontanschmerzen auftreten, die selten auch wie eine Schwerpunktpolyneuropathie (Multiplex-Typ) verläuft.

D: Dichlorphenoxyessigsäure-Polyneuropathie
E: Neuropathy due to dichlorophenoxy acetic acid

Synonym: 2,4-D-Polyneuropathie

Seltene symmetrisch-sensible oder sensomotorische → Polyneuropathie, beginnend mit heftigen Spontanschmerzen im Bereich der Extremitäten und Muskelfaszikulieren wurden beschrieben. Die Nervenleitgeschwindigkeit kann leicht vermindert sein.

D: Scillirosid-Intoxikation
E: Intoxication due to scilla glycosides

Synonyme: Scillirosid-Vergiftung
Intoxikation durch Szillaglykoside
Szillaglykosid-Polyneuropathie (Teilform)
Scillirosid-Polyneuropathie (Teilform)

Akute Vergiftung durch das Meerzwiebelglykosid Scillirosid. Innerhalb von Minuten bis Stunden nach oraler Aufnahme treten Brennen in Mund und Rachen sowie Hypersalivation auf. Anfangs gastroenterale Symptome, kardiale Störungen (Extrasystolie, Sinusbradykardie, ventrikuläre Tachykardie, Kammerflimmern, Herz-Kreislaufversagen) und Sehstörungen (Farbensehen). Generalisierte tonisch-klonische Anfälle können folgen. Polyneuropathien vom sensibel-symmetrischen Manifestationstyp wurden beschrieben.

D: Toxaphen-Intoxikation
E: Intoxication due to toxaphene

Synonym: Toxaphen-Vergiftung

Akute Vergiftung durch ein chloriertes Kampferderivat. Mit Latenz von Stunden treten Hypersalivation, gesteigerte Muskeleigenreflexe und generalisierte tonisch-klonische Anfälle auf. Tod durch zentrale Atemlähmung möglich. Gelegentlich generalisierte Faszikulationen der Muskulatur, profuser Schweißausbruch und andere Symptome des vegetativen Nervensystems, die auf eine Anticholinesterase-Aktivität dieses Giftes hinweisen.

D: Thallium-Intoxikation
E: Intoxication by thallium

Synonyme: Thallium-Vergiftung
Thallium-Polyneuropathie (Teilform)
Korsakow-Psychose durch Thalliumverbindungen (Teilform)
Thallium-Enzephalopathie (Teilform)

Vergiftungen mit Thalliumsalzen (Tl) (MAK-Wert: 0,1 mg/m^3), vorwiegend Thalliumsulfat, meist in suizidaler oder homizidaler Absicht. Aufnahme über den Magen-Darmtrakt, Ablagerung u.a. in Knochen, Muskeln, Haaren. Ausscheidung über Stuhl und Urin. Initial gastrointestinale Erscheinungen (Brechreiz, Erbrechen, Obstipation, Leibschmerzen, spezielle Koliken); weitere Symptome sind Tachykardie und hypertone Krisen, außerdem Nierenschädigungen und → Polyneuropathie. Zwischen dem 10. und 40. Tag Haarausfall, dem 15. bis 30. Tag Erscheinen von Meesschen Nagelbändern (Wachstumsstörung). Anhidrosis und Akne durch Schädigung der Schweiß- und Talgdrüsen. Beteiligung des Zentralnervensystems in Form von körperlich begründbaren Psychosen, meist nach Art der „Pseudoneurasthenie". Mitunter generalisierte tonisch-klonische Anfälle, Optikusatrophie, neurologische Herdsymptome. Schwere Kleinhirn-Atrophien können auftreten.
Bei chronischen Vergiftungen protrahierte Entwicklung der Intoxikationssymptomatik.
Pathologisch-anatomisch ausgedehnte Nervenzellveränderungen in der Großhirnrinde und im Hirnstamm, Läsionen des telenzephalen Marklagers und der Rückenmarksbahnen infolge pathologischer Gliaveränderungen; Veränderungen an den intrazerebralen Gefäßen mit Hämorrhagien. Primäre Degeneration von Perikaryon und Axon der peripheren Neurone.

D: Thallium-Polyneuropathie
E: Neuropathy due to thallium

Je nach Schwere der Vergiftung Entwicklung der Polyneuropathie-Symptomatik mit unterschiedlicher Latenz von mehreren Tagen bis wenigen Wochen nach einmaliger Exposition. Initial zunehmende Mißempfindungen, distal an Füßen und Beinen, u.a. quälende Kausalgien, intensive Arthropathien, Druckschmerz der Nervenstämme und diffuse Myalgien. Später distal betonte, symmetrische sensomotorische Polyneuropathie, z.T. mit ausgeprägter Hyperhidrose; dabei manifestieren sich die motorischen Ausfallserscheinungen zunächst im Beckengürtelbereich, um von hier auf die Bein- und Fußmuskulatur, gelegentlich auch auf die Bauchmuskulatur überzugreifen. Sensomotorische Störungen an den oberen Extremitäten sind seltener und durchweg weniger intensiv.
Im Liquor gelegentlich leichte Eiweißvermehrung; Nervenleitgeschwindigkeit leicht bis mäßig herabgesetzt.
Pathologisch-anatomisch distale Polyneuropathie mit Axonuntergang und Markscheidenzerfall, Degeneration der Hinterstränge und retrograde Zellveränderungen im Rückenmark, gelegentlich auch im Hirnstamm.

VI. Alkohol-toxische Krankheiten (Äthanol-Intoxikationen)

D: Akute Äthylalkohol-Intoxikation
E: Acute alcoholic intoxication

Synonyme: Akute Äthanol-Intoxikation
Akute Alkohol-Vergiftung
Alkohol-Mißbrauch
Alkohol-Abusus
Alkohol-Exzess
Alkohol-Rausch (Teilform)
Trunkenheit (Teilform)
Alkohol-Kater (Teilform)
„Kater" (Jargon)
Vollrausch (Teilform)
Volltrunkenheit (Teilform)
Alkohol-Koma (Teilform)

Akute Vergiftung mit Äthylalkohol (Äthanol; CH_3CH_2OH), meist durch alkoholische Getränke, sehr selten Vergiftung durch Unfall (MAK-Wert: 1000 ml/m^3 (ppm), 1900 mg/m^3). Kann zu exzitativem (Alkohol-Rausch), hypnotischem oder narkotischem sowie zu anschließendem asphyktischem Stadium führen. Initial Erhöhung von Herzfrequenz, Blutdruck und Schlagvolumen mit verstärkter Hautdurchblutung (Gesichtsrötung, konjunktivalen Injektionen, subjektiv: Wärmegefühl). Im Verlauf des Exzitationsstadiums Akkommodationsstörung, Mydriasis und verminderter Lidschlag. Später Drehschwindel, zerebellare Dysarthrie und Ataxie sowie Übelkeit und Erbrechen. Anfangs gehobene Stimmung, Sprech- und Bewegungsdrang, mit zunehmender Intoxikation Enthemmung und Stimmungslabilität; kann übergehen in Denkstörungen, Desorientierung (toxisch bedingtes Durchgangssyndrom) und erweckbaren Schlaf.
Postexzessionell vegetative Dysregulationen mit Kopfschmerzen, Übelkeit, Durst, Muskelschmerzen, Palpitationen, Kreislaufstörungen und psychischer Verstimmung (Kater).
Das hypnotische und das asphyktische Stadium sind gekennzeichnet durch zunehmende Bewußtseinstrübung bis zu Bewußtlosigkeit und Koma (Volltrunkenheit, Vollrausch, Alkohol-Koma), später Kreislaufdekompensation und Hypothermie. Präfinal blasse, zyanotische Haut, kalte Extremitäten, Areflexie mit meist erhaltener Pupillenreaktion. Tod durch zentrale Atemlähmung.
Die Dosis letalis beträgt 2 bis 3 g/kg Körpergewicht, die letale Blutalkoholkonzentration 3 bis 5 Promille.

Anmerkung: 1. Zentral dämpfende Pharmaka (siehe dort) können die Wirkung von Alkohol verstärken.
2. Besonders bei Kindern kommt es häufig zu Hypoglykämien.

D: Pathologischer Alkohol-Rausch
E: Pathological drunkenness

Synonyme: Agitierter Alkohol-Rausch
Abnorme Alkohol-Reaktion

Akute exogene Psychose mit Umdämmerung bei kaum beeinträchtigter Motorik und Koordination. Bereits nach Aufnahme geringer Alkoholmengen Neigung zu oft raptusartiger Aggressivität. Nicht selten von forensischer Bedeutung. In der Regel Dauer höchstens 1 Stunde; für diesen Zeitraum besteht Amnesie.
Zu pathologischem Alkohol-Rausch bzw. Dämmerzuständen kommt es in der Regel auf dem Boden eines vorbestehenden Hirnschadens.

D: Chronischer Alkoholismus
E: Chronic alcoholism

Synonyme: Alkoholismus
Äthylismus
Alkohol-Abhängigkeit
Alkohol-Krankheit
Chronischer Alkoholmißbrauch
Chronischer Alkoholabusus
Chronische Äthylalkohol-Intoxikation
Alkohol-Suchtkrankheit
Alkohol-Sucht (obsolet)
Trunksucht
Dipsomanie (irreführend)

Körperliche und psychische Schädigungen bei langjähriger Trunksucht mit psychischer und körperlicher Abhängigkeit von alkoholischen Getränken. Neben erheblicher Beeinträchtigung der körperlichen Gesundheit durch alkoholbedingte Schädigung des zentralen und peripheren Nervensystems und anderer Organsysteme (Leber, Magen, Pankreas, Herz) kommt es zu deutlichen geistig-seelischen Störungen (Persönlichkeitsänderungen, intellektueller Leistungsminderung) mit Auswirkungen auf die mitmenschlichen Beziehungen speziell auf die familiäre, berufliche und soziale Stellung des Alkoholabhängigen.

D: Korsakow-Psychose

E: Korsakoff Psychosis

Synonyme: Korsakow-Syndrom
Korsakow-Krankheit
Alkohol-toxischer amnestischer Symptomenkomplex (Teilform)
Alkohol-toxische Demenz (Teilform)
Polyneuritische Psychose (medizinhistorisch)

Organisches Psychosyndrom im Gefolge langjährigen Alkoholabusus, jedoch auch anderer Noxen, in erster Linie gekennzeichnet durch mnestische Störungen und Konfabulationen. Meist reversibel, selten irreversibel. Den Korsakow-Psychosen geht im Rahmen des →chronischen Alkoholismus häufig ein →Delir, selten eine →Wernicke-Enzephalopathie voraus.
Pathologisch-anatomische Untersuchungen ergeben bei alkohol-toxischen Prozessen Nervenzelldegenerationen, vor allem des Kortex, der dorso-medialen Thalamuskerne und der Corpora mamillaria.

D: Alkohol-Halluzinose
E: Alcoholic hallucinosis

Synonyme: Alkohol-toxische Halluzinose
Alkohol-Wahn

Seltene exogene Psychose ohne Bewußtseinstrübung, gekennzeichnet durch akustische Halluzinationen, die in der Regel persönliche Beschimpfungen und Schuldvorwürfe zum Thema haben. Mitunter auch paranoide Symptome. In der Regel keine Orientierungsstörung. Verursacht durch langjährigen Alkoholabusus. Die Alkohol-Halluzinosen bestehen Tage bis Monate. Rezidive sind häufig.

D: Alkohol-Eifersuchtswahn
E: Alcoholic jealousy mania

Auf dem Boden eines →chronischen Alkoholismus auftretende Sonderform einer organischen Psychose ohne Bewußtseinstrübung, gekennzeichnet durch isolierte wahnhafte Überzeugung, vom Geschlechtspartner betrogen zu werden.

D: Alkohol-Prädelir
E: Alcoholic tremolous state

Synonyme: Alkohol-Entzugssyndrom
Alkohol-toxisches Prädelir

Syndrom nach Alkohol-Entzug, selten nach Exzeß. In rund 30% der Fälle durch generalisierte tonisch-klonische Anfälle eingeleitet. Gekennzeichnet durch Rötung vor allem des Kopfes, Hyperhidrosis, mehr oder weniger feinschlägigen Tremor, Schlaflosigkeit, ängstliche Unruhe, Diarrhöe und Erbrechen. Erhöhte Suggestibilität; keine Bewußtseinsveränderung, keine Illusionen, keine Halluzinationen.

D: Alkohol-Delir
E: Delirium tremens

Synonyme: Delirium tremens
Alkohol-toxisches Delir
Alkoholisches Delir
Delirium potatorum
Trinkerdelir

Akut oder subakut einsetzende exogene Psychose mit psychomotorischer Unruhe und vorwiegend optischen und auch akustischen Halluzinationen. Neben der nächtlichen Exazerbation häufig gekennzeichnet durch Suggestibilität, trivialen Beschäftigungswahn und Desorientiertheit. Oft ängstliche Grundstimmung. Darüber hinaus ausgeprägter Tremor, vegetative, mesodienzephale Regulationsstörung, starkes Schwitzen, Tachykardie mit der Gefahr von Herz-Kreislauf-Versagen und Pneumonie. Das Syndrom entwickelt sich meist - aber nicht obligat - in zeitlichem Zusammenhang mit einem situationsbedingten Alkohol-Entzug, etwa bei interkurrenter Erkrankung, Operation oder Trauma. Es kann initial mit generalisierten tonisch-klonischen Anfällen beginnen und in eine → Wernicke-Enzephalopathie oder eine → Korsakow-Psychose übergehen. Unbehandelt hat das Alkohol-Delir eine hohe Mortalität, die durch Sedierung und Flüssigkeitssubstitution erheblich herabgesetzt wird.

D: Alkohol-Amblyopie
E: Alcoholic amblyopia

Synonyme: Alkohol-toxische Amblyopie
Alkohol-Tabak-Amblyopie
Amblyopia alcoholica
Alkohol-toxische retrobulbäre Neuropathie
Alkohol-toxische Amblyopsie

Zunehmende Verschlechterung des Sehvermögens bei Alkohol- und meist auch Tabakabusus. Klinisch kann eine akute von einer chronischen, progredienten Verlaufsform unterschieden werden. Initial oft Zentralskotom infolge Degeneration des makulopapillären Bündels; im weiteren Verlauf irreversible Optikusatrophie.

D: Alkohol-Polyneuropathie
E: Alcoholic polyneuropathy

Synonyme: Alkohol-toxische Polyneuropathie
Polyneuropathia alcoholica
Alkohol-Neuritis (irreführend)
Pseudotabes alcoholica (Teilform)

→ Polyneuropathie bei chronischem Alkoholabusus. Vorwiegend symmetrische, sensible und/oder sensomotorische Störungen, distal und an den unteren Extremitäten betont, in der Regel mit autonomen Begleiterscheinungen. Heftige Schmerzen (→ Burning-Feet-Syndrom, Wadendruckschmerz) kommen vor. Bei starken Störungen der Tiefensensibilität kann sich eine Gangataxie entwickeln (Pseudotabes alcoholica).
Liquor meist unauffällig. Die Nervenleitgeschwindigkeit ist normal oder mäßig vermindert.
Pathologisch-anatomisch häufig axonale Degeneration, aber auch Demyelinisierung.
Multifaktorielle Pathogenese wird erörtert: vor allem alkohol-toxische Wirkung, Gastro-Hepato-Enteropathie, Vitamin-B_1- und Vitamin-B_{12}-Mangel, Malabsorption, Malnutrition, Transketolase-Mangel und Fettembolie.

D: Alkohol-Myopathie
E: Myopathy due to ethanol

Synonyme: Alkohol-toxische Myopathie
Myopathia alcoholica
Alkohol-Rhabdomyolyse

Bei →chronischem Alkoholismus auftretende →Myopathie. In der akuten Phase Muskelfasernekrosen, Myoglobinurie und erhöhte Kreatin-Kinase-Werte. Bei chronischem Verlauf jedoch sekundäre Atrophie des Skelettmuskels, die auf eine Denervation im Rahmen der wesentlich häufigeren →Alkohol-Polyneuropathie zurückzuführen ist.

Anmerkung: Als Entität umstritten.

D: Wernicke-Enzephalopathie
E: Wernicke encephalopathy

Synonyme: Encephalopathia haemorrhagica superior
Polioencephalitis haemorrhagica superior acuta (obsolet)

In der Regel akut bzw. subakut einsetzendes klinisches Bild, gekennzeichnet durch Augenmotilitätsstörungen, Verwirrtheit, zerebellare Ataxie und mesodienzephale Regulationsstörungen mit Einschränkung der Vigilanz bis hin zu stärkerer Bewußtseinseintrübung und bisweilen mnestischen Störungen in unterschiedlicher Kombination.
Pathologisch-anatomisch finden sich Kapillar- und Gliawucherung, fakultativ auch punktförmige Blutungen im zentralen Höhlengrau um den Aquaedukt bzw. um den III. und IV. Ventrikel.
Pathogenetisch spielt der Thiaminmangel eine entscheidende Rolle. Lebensrettend ist hochdosierte, parenterale Vitamin-B_1-Substitution.

D: Zentrale pontine Myelinolyse
E: Central myelinolysis of the pontus

Pathogenetisch ungeklärte dystrophische Entmarkungskrankheit vorzugsweise im Bereich der Brücke im Gefolge langjährigen Alkoholabusus, aber auch nach anderen Stoffwechselstörungen, Hämodialyse, Elektrolytverschiebungen, Leberzirrhose und Pankreatitis. Oft zusammen mit →Wernicke-Enzephalopathie. Verschiedentlich werden auch Medikamente (Gentamycin) und therapeutische Maßnahmen auf Intensivstationen mit dem Auftreten der zentralen pontinen Myelinolyse in Zusammenhang gebracht. Wird meist klinisch nicht erkannt, da nicht immer eindeutig von zerebralen, durch die zugrundeliegende Dysmetabolie verursachten Symptomen abgrenzbar; muß jedoch erwogen werden bei entsprechender Vorgeschichte und Auftreten von pseudobulbär-paralytischen Symptomen (zunehmender Lähmung bis hin zur Tetraparese und Bewußtseinseintrübung bis zum Koma).

D: Marchiafava-Bignami-Syndrom
E: Marchiafava-Bignami disease

Synonyme: Corpus-callosum-Degeneration
Marchiafava-Bignami-Krankheit

Seltenes Krankheitsbild, fast ausschließlich bei Männern nach chronischem Alkoholabusus beobachtet. Klinisch schwer zu diagnostizieren und nur bei der Autopsie zu sichern. Der klinische Verlauf kann schubweise oder chronisch-progredient sein. Krankheitsdauer etwa 3 bis 6 Jahre. Aphasisch-agnostische Störungen, ataktische, spastisch-paretische, oft apoplektiforme und seitenbetonte Erscheinungen, flüchtige Inkontinenz und zunehmende Demenz sowie psychotische Bilder bestimmen die klinische Symptomatik. Häufig wird die terminale Phase durch einen generalisierten tonisch-klonischen Anfall eingeleitet, dem ein rapider körperlicher Verfall folgt.
Pathologisch-anatomisch finden sich mittelständige bzw. symmetrische Herdläsionen im Marklagerbereich, schwerpunktmäßig in der Gegend der Großhirnkommissuren.

Anmerkung: Ist pathologisch-anatomisch gegen die pseudolaminäre Rindensklerose Morel abzugrenzen.

D: Alkohol-toxische Kleinhirnwurmatrophie
E: Alcoholic cerebellar degeneration

Synonyme: Alkohol-toxisches Kleinhirn-Syndrom
Späte systematische Kleinhirnrindenatrophie
Atrophie cérébelleuse tardive à prédominance corticale Foix-Alajouanine
Spätform der Kleinhirnrindenatrophie Marie-Foix-Alajouanine

Klinisch gekennzeichnet durch Stand- und Gangataxie, Nystagmus und Dysarthrie zusammen mit psychopathologischen Auffälligkeiten im Sinne einer Depravation. Kommt nicht nur bei →chronischem Alkoholabusus, sondern auch bei malignen, konsumierenden Krankheiten vor. Der anatomische Befund der Kleinhirnwurmatrophie geht nur in etwa der Hälfte der Fälle mit klinischen Symptomen einher.
Pathologisch-anatomisch finden sich Nervenzelluntergänge vor allem im Bereich der oberen und vorderen Anteile der Kleinhirnhemisphären und des Kleinhirnwurms.

D: Embryo-fetales Alkohol-Syndrom

Siehe Abschnitt „Mißbildungssyndrome“.

VII. Intoxikationen durch Arzneimittel

1. Sedativa und Hypnotika

D: Akute Intoxikation durch zentral dämpfende Medikamente
E: Acute intoxication due to central nervous system depressants

Synonyme: Akute Schlafmittelintoxikation (Teilform)
Akute Schlafmittelvergiftung (Teilform)
Akute Hypnotika-Intoxikation (Teilform)
Akute Sedativa-Intoxikation (Teilform)
Akute Barbiturat-Intoxikation (Teilform)

Von der Menge des eingenommenen Medikaments und dem Intervall nach der Einnahme abhängiges akutes Krankheitsbild, das mit unterschiedlicher Ausformung nach den einzelnen Substanzen über Müdigkeit, Schläfrigkeit, Somnolenz, Sopor in ein Koma mit letalem Ausgang einmünden kann. Vorübergehend können motorische Unruhe, Erregungszustände, Exzitationen, seltener auch generalisierte tonisch-klonische Anfälle auftreten. Im Koma werden alle Stadien der Hirnstammsyndrome durchlaufen.
Im EEG entsprechend den Stadien typische Veränderungen mit der Möglichkeit der exakten Verlaufsbeobachtung und prognostischen Beurteilung.
Wird das akute Vergiftungsstadium überstanden, können ein reversibles organisches Psychosyndrom und ausnahmsweise periphere Nervenschäden (→disseminierte Neuropathie nach Intoxikationskoma) zurückbleiben.
Pathologisch-anatomisch findet sich ein sehr wechselndes Bild, dessen Spektrum vom normalen Befund über disseminierte Läsionen (Purpura cerebri, kreislaufbedingte Nekrosen) bis zum Vollbild der Veränderungen bei apallischem Syndrom (z. B. ausgedehnte Nekrosen) reichen kann.

D: Disseminierte Neuropathie nach Intoxikationskoma
E: Disseminated neuropathy after coma due to medicamentous intoxication

Synonym: Koma-Polyneuropathie

Disseminierte periphere Nervenausfälle nach längerdauerndem toxisch bedingtem Koma (z.B. Barbiturate, Tranquilizer, Kohlenmonoxid) mit meist sensomotorischen Störungen, die nicht nur als Druckläsionen, sondern als Folge von Gefäßstörungen in der terminalen Strombahn aufzufassen sind.

D: Glutethimid-Polyneuropathie
E: Neuropathy due to glutethimid

Synonyme: Glutethimid-Polyneuritis (irreführend)
Doriden®-Polyneuropathie (irreführend)
Doriden®-Polyneuritis (irreführend)

Selten und nur unter langdauernder und ungewöhnlich hochdosierter (1 bis 5 g/Tag) Einnahme von Glutethimid auftretende → Polyneuropathie mit vorwiegend an den unteren Extremitäten lokalisierten, symmetrisch-sensiblen Störungen, die in der Regel reversibel sind.
Pathologisch-anatomisch besteht eine distal betonte axonale Degeneration.

D: Methaqualon-Polyneuropathie
E: Neuropathy due to methaqualon

Synonym: Methaqualon-Polyneuritis (irreführend)

Unter langdauernder Einnahme von Methaqualon sich entwickelnde vorwiegend symmetrisch-sensible, z.T. sensomotorische → Polyneuropathie. Im Beginn oft quälende Parästhesien an den Füßen und auffällig häufig periorale Sensibilitätsstörungen.
Pathologisch-anatomisch distal betonte axonale Degeneration.

D: Thalidomid-Polyneuropathie
E: Neuropathy due to thalidomide

Synonyme: Thalidomid-Polyneuritis (irreführend)
Contergan®-Polyneuropathie
Contergan®-Polyneuritis (irreführend)

Unter meist langdauernder Einnahme von Thalidomid (Contergan®) auftretende vorwiegend symmetrisch-sensible → Polyneuropathie mit sehr quälenden Mißempfindungen; an den Füßen, die auch nach Absetzen des Medikamentes noch Monate bis Jahre anhalten können.
Elektroneurographisch ist die motorische Nervenleitgeschwindigkeit normal oder nur gering verzögert; das sensible Nervenpotential ist in der Regel niedrig oder nicht evozierbar.
Pathologisch-anatomisch distal betonte axonale Degeneration.

2. Anästhetika

D: Meningo-Myelo-Radikulopathie nach Spinalanästhesie

E: Meningo-myelo-radiculopathy due to subarachnoid anaesthesia

Synonym: Arachnopathie nach Spinalanästhesie

Toxische Schädigung des Rückenmarks und/oder der Cauda equina durch ein lege artis subarachnoidal injiziertes Lokalanästhetikum. In seltenen Fällen nachfolgend Entwicklung einer chronisch-adhäsiven Arachnopathie. Meist unmittelbar nach dem Eingriff, seltener subakut, in Ausnahmefällen erst nach Monaten Auftreten unterschiedlich schwerer neurologischer Ausfälle mit vorausgehenden oder begleitenden Schmerzen radikulären oder funikulären Typs. Am häufigsten (0,8% aller Anästhesien) reversible Sensibilitätsstörungen und Mißempfindungen im Lumbosakralbereich mit Rückbildungstendenz innerhalb der ersten 6 Monate. Seltener pluriradikuläre Ausfälle mit sensiblen und motorischen Paresen unmittelbar nach dem Eingriff. Rückbildungstendenz innerhalb der ersten 6 Monate. Kasuistische Mitteilungen ohne statistisch abgesicherten Nachweis eines kausalen Zusammenhanges liegen vor über spinale Querschnittssyndrome, Cauda-Syndrome, Exazerbation einer Erkrankung des Nervensystems, des Rückenmarks oder seiner Wurzeln.
Zur Pathogenese wird eine toxische Schädigung des Nervengewebes durch das Lokalanästhetikum vermutet, und zwar am ausgeprägtesten in der Gegend der Punktionsstelle, wo das Lokalanästhetikum noch relativ unverdünnt mit dem Gewebe in Kontakt kommt. Als Ursache kommen außerdem Verschleppung von Desinfektionsmitteln und Detergentienreste in Frage.
Pathologisch-anatomisch bei schweren Querschnittsläsionen chronisch adhaesive Arachnopathie.

D: Lachgas-Polyneuropathie
E: Neuropathy due to nitrous oxide

→Polyneuropathie bei chronischen Lachgasschnüfflern mit sensiblen oder sensomotorischen Ausfällen, eingeleitet durch Parästhesien. Ein positives Lhermitte- und Lasègue-Zeichen gelten als Hinweis auf eine radikuläre Reizung.

D: Intoxikation durch Lokalanästhetika
E: Intoxication due to local anaesthetics

Vergiftung durch lokalanästhetisch wirksame Substanzen bei Überdosierung, unbemerkt intravasaler Injektion oder schneller systemischer Resorption aus dem Anwendungsgebiet (Bronchialbaum, Schleimhäute). In Abhängigkeit von der arteriellen und zerebralen Konzentration zweiphasiger Verlauf der Vergiftung am Zentralnervensystem: Exzitations- und Lähmungsstadium. Symptome im Exzitationsstadium: Benommenheit, metallischer Geschmack, zirkumorale Taubheit, Schwindelgefühl, Seh- und Hörstörungen, Angst, Desorientierung und Übelkeit. Die objektivierbaren Symptome umfassen Euphorie, Dysarthrie, Nystagmus, Schwitzen, Erbrechen, Enthemmung und phasenweise Bewußtseinsstörungen, ferner Muskelfaszikulation, Tremor, Hyperkinesen und generalisierte tonisch-klonische Anfälle. Im Lähmungsstadium Koma wechselnder Tiefe, Sphinkterenlähmung, zentrale Atemlähmung, zentrale Kreislauf-Depression. Herz-Kreislauf-Depression wird außerdem von peripher vasodilatatorischen, negativ inotropen und negativ dromotropen Effekten bewirkt. Herz-Kreislauf-Stillstand tritt nach Kammerflimmern oder Asystolie ein.
Toxische Dosen beim Menschen werden durch Applikationsart und -ort, Konzentration, Proteinbindung, Metabolisierungsrate, Gewebe-pH und Interaktion mit anderen Medikamenten variiert. Krampfschwellendosen beim Menschen werden mit 5 mg/kg Mepivacain, 6 bis 7 mg/kg Lidocain und 8 bis 20 mg/kg Procain angegeben.

D: Epileptische Reaktion bei Anästhesie
E: Convulsant effects due to general anaesthesia

Synonyme: Epileptische Reaktion bei Allgemeinanästhesie
Epileptische Reaktion bei Narkose

Während der Anästhesie auftretende spezifische epileptische Potentiale im Elektroenzephalogramm (EEG) und/oder generalisierte tonisch-klonische und psychomotorische Anfälle.
Im EEG sharp-waves, spike-waves und intermittierende spikes, abhängig von Dosierungshöhe, Hypokapnie (Enflurane), externen Stimuli (Enflurane, Ketamine) und Injektionsgeschwindigkeit (Alphaxolone/Alphadolone). Abnehmende Häufigkeit der EEG-Veränderungen und/oder Anfälle bei Inhalationsanästhetika in der Reihenfolge Enflurane, Diäthyläther, Trichloräthylen und Cyclopropan, Stickoxidul, Halothan, bei intravenöser Gabe von Hypnotika, Ketamine, Methohexital, Propanidid, γ-Hydroxybuttersäure, Alphaxolon/Alphadolon.
Bei vorbestehender Epilepsie sind als Anästhetikum Enflurane, Ketamine, Methohexital und Propanidid nicht geeignet.

D: Neuropathie nach Regionalanästhesie
E: Neuropathy following regional anaesthesia

Schädigung peripherer Nerven nach Regionalanästhesie mit sensiblen, motorischen und vegetativen Funktionsstörungen. Bei intraneuraler Position der Injektionskanüle Sofortschmerz. Unabhängig davon nach Intervall von Stunden und Tagen Kausalgien im Versorgungsgebiet, Hyperpathien, motorische und/oder sensibile Ausfälle und trophische Störungen. Symptome unterschiedlichen Schweregrades mit Dauer von Stunden bis Monaten. (Siehe auch Spritzenlähmung.)
Ursächlich kommen in Frage mechanische Faktoren, intraneurales Hämatom, Gerinnungsstörungen (Antikoagulartientherapie!), Ischämieschäden, Antiseptika, Metallionen, Detergentien.

D: Hohe akzidentelle Spinalanästhesie
E: Accidental high subarachnoid anaesthesia

Spinale, bulbäre und zerebrale Symptome bei nicht beabsichtigter Ausbreitung eines Lokalanästhetikums im Liquor cerebrospinalis. Sensible, motorische und vegetative Blockade mit progredienter respiratorischer Insuffizienz. Schwerer arterieller Blutdruckabfall durch Sympathikus-Blockade, venöses Pooling und Bradykardie. Bei Überdosierung und Aufsteigen des Lokalanästhetikums zum Hirnstamm zentrale Kreislauf-Depression und zentraler Atemstillstand.
Ursachen sind unbeabsichtigte Injektion von Lokalanästhetika in den Liquorraum oder Lagerungsfehler bei Spinalanästhesie.

D: Myoklonien durch Anästhetika
E: Myoclonies due to anaesthetics

Nichtrhythmische Zuckungen einzelner oder mehrerer Muskeln oder Muskelgruppen beim bestimmungsgemäßen Gebrauch von Anästhetika. Symptome ähnlich den Einschlafzuckungen. Auftreten bei Inhalationen von Enflurane (Häufigkeit 0,25%) und bei Injektion von Etomidate (Häufigkeit 8%) und γ-Hydroxybuttersäure.

D: Exogene Psychose durch Ketamine
E: Exogen psychosis due to ketamine

Störung von Wahrnehmung und Empfindung in der Aufwachphase nach Ketamine-Anästhesie. Delirium, akustische und optische Halluzinationen, gestörte Körperempfindung. Lebhafte, angenehme bis quälende Träume, Angstzustände, begleitet von Unruhe, Schreien und Weinen. Häufigkeit bis zu 14% wurde angegeben.
Wirksame Prophylaxe durch Benzodiazepine.

D: Maligne Hyperthermie
E: Malignant hyperthermia

Synonyme: Maligne Hyperpyrexie
Malignes Hyperthermie-Syndrom
Medikamentös-toxische Hyperthermie
Narkose-Hyperthermie-Syndrom
Familiäres Hyperthermie-Syndrom
Bösartige myopathische Hyperthermie (veraltet)

Durch Pharmaka, meist bei Narkose durch Inhalationsanästhetika und depolarisierende Muskelrelaxantien, ausgelöstes, lebensbedrohliches Krankheitsbild mit raschen und erheblichen Temperaturanstiegen auf 39 bis 46 °C bei gesteigertem aerobem und anaerobem Stoffwechsel (extreme Kreatinkinase-Erhöhung), bedingt durch eine intrazelluläre Erhöhung der Kalziumionen bzw. eventuell auch durch Enzymaktivitätsveränderungen mitochondrialer Membranen. Die pharmakologische Auslösung setzt eine erbliche Prädisposition voraus, die meist multifaktoriell und selten dominant ist und möglicherweise aber rezessiv sein kann. Eine Gen-unabhängige Veränderung der Muskelfunktionen durch Medikamente oder noch unbekannte Faktoren ist denkbar, doch nicht bewiesen. Neben klinischen Leitsymptomen wie Tachypnoe, Tachykardie, Arrhythmie, Muskelrigidität und Temperaturerhöhung (Spätzeichen) sind diagnostisch massiver Laktat- und Kohlendioxidanstieg im Blut sowie erniedrigtes pH entscheidend. Maligne Hyperthermie ohne Muskelrigidität kommt vor. Merkmalsträger einer Anlage zur malignen Hyperthermie sind phänotypisch meist unauffällig und ohne klinisch manifeste Symptome einer Myopathie, zeigen jedoch zum Teil eine erhöhte Kreatinkinase-Aktivität. Eine dominant vererbte Myopathie mit der Reaktionsmöglichkeit zur malignen Hyperthermie ist ebenfalls meist subklinisch und zeigt möglicherweise nur eine Atrophie im distalen Vastusbereich sowie der Oberschenkeladduktoren bei einer Hypertrophie des proximalen Quadrizepsanteils.
Eine bei Knaben beobachtete Myopathie in Verbindung mit einer malignen Hyperthermie ist mit zahlreichen Stigmata verbunden: Kleinwuchs, Kryptorchismus, Pectus carinatum, Kyphose, Lordose, antimongoloide Stellung der Lidachse, hypoplastischer Unterkiefer, tiefsitzende Ohren, Schwäche des M. serratus lateralis und selten Ptosis. Die häufigsten Muskelerkrankungen führen nicht zur malignen Hyperthermie, auch wenn solche Reaktionen bei einzelnen Patienten mit Muskeldystrophie, Myotonie und Central-core-Myopathie beschrieben wurden.

Wichtigste Nachweisverfahren sind pharmakologische In-vitro-Untersuchungen mit Koffein und Halothan einzeln und in Kombination sowie mit Kalium und Succinylcholin. Die diagnostische Wertigkeit der Muskelphosphorylase A und der zyklischen AMP sowie die Halothan-induzierte ATP-Verminderung in Thrombozyten bleibt abzuwarten.
Behandlung: Abbruch der Narkose und Dantrolen-Injektionen sind entscheidend; außerdem sofortige symptomatische Körperkühlung, Ausgleich der Stoffwechsel- und Elektrolytentgleisungen sowie forcierte Diurese.

3. Antiepileptika (Antikonvulsiva)

D: Chronische Nitrazepam-Intoxikation
E: Chronic intoxication due to nitrazepam

Synonym: Chronische Nitrazepam-Vergiftung

Unter Nitrazepam-Medikation auftretende Symptomatik, vor allem Unaufmerksamkeit, Müdigkeit, Dysarthrie und Ataxie. Bei Kindern kann es zu erheblichen Verhaltensstörungen (Distanzlosigkeit, läppisches Verhalten, Affektinkontinenz) kommen. Eine Zunahme epileptischer Anfälle kann auftreten.

D: Chronische Trimethadion-Intoxikation
E: Chronic intoxication due to trimethadione

Synonym: Chronische Trimethadion-Vergiftung

Bei Langzeitmedikation auftretende Symptomatik mit allergischem Hautexanthem, nephrotischem Syndrom und selten mit Lymphadenopathie. Häufige neurologische Symptome sind Photophobie bzw. Hemeralopie, seltener Singultus, Schwindel, Doppelsehen, Irritabilität, Müdigkeit, Kopfschmerzen und Schlaflosigkeit.

D: Chronische Sultiam-Intoxikation
E: Chronic intoxication due to sulthiame

Synonym: Chronische Sultiam-Vergiftung

Bei Überdosierung von Sultiam wurden zumal bei Kindern Parästhesien und Tachypnoe beschrieben. Bei Kombination mit Phenytoin kommt es häufig durch kompetitive Abbauhemmung zu einer → Phenytoin-Intoxikation.

D: Chronische Bromid-Intoxikation
E: Chronic intoxication due to bromide salts

Synonym: Exogene Psychose durch Bromid (Teilform)

Gekennzeichnet durch Verlangsamung der psychomotorischen Abläufe, Schwindel, Ataxie, Dysarthrie, Tremor und gelegentlich Anisokorie. Nystagmus kann fehlen. Seltener findet man Paresen, Pyramidenbahnzeichen, Parkinson-Syndrom mit Rigor und Meningismus.
Der EEG-Grundrhythmus ist verlangsamt.
Die chronische Bromid-Intoxikation imitiert zahlreiche neurologische Syndrome. Delirien, Halluzinosen sowie akut paranoid-halluzinatorische Psychosen kommen vor. Besonders auffallend ist häufig die Brom-Akne.
Gute Reversibilität.

D: Chronische Chloralhydrat-Intoxikation
E: Chronic intoxication due to chloralhydrate

Synonym: Chronische Chloralhydrat-Vergiftung

Die chronische Vergiftung mit Chloralhydrat führt zu Übelkeit, Erbrechen, Alpträumen, Miosis, Ataxie. Sie ähnelt einer Barbiturat-Intoxikation; zusätzlich aber können starke Leibschmerzen und eventuell ein metallischer Mundgeschmack hinzutreten.

D: Chronische Phenytoin-Intoxikation
E: Chronic intoxication due to phenytoin

Synonyme: Chronische Phenytoin-Vergiftung
Chronische Diphenylhydantoin-Intoxikation
Chronische Hydantoin-Intoxikation

Intoxikation durch Überdosierung oder mittelbar durch Interaktion mit anderen Medikamenten, durch Lebererkrankung sowie durch genetische Faktoren. Erste Zeichen einer beginnenden Intoxikation sind Blickrichtungsnystagmus, eventuell feinschlägiger Ruhetremor und Doppelbilder sowie Schwindel und Erbrechen bei mittleren Plasmakonzentrationen um 25 μg/ml. Bei Werten über 40 μg/ml zunehmende zerebellare Ataxie, Kopfschmerzen und Müdigkeit. Bei Werten um 70 μg/ml Erbrechen und Bewußtseinstrübung sowie Verlangsamung im Elektroenzephalogramm. Selten sind orale Dyskinesien, Choreoathetose, Hemiballismus, Asterixis, totale externe Ophthalmoplegie, Hemianopsie, Pyramidenbahnzeichen sowie eine Zunahme oder Erstmanifestation generalisierter tonisch-klonischer Anfälle zu beobachten. Selten leichte, sensible Polyneuropathie (siehe auch: Phenytoin-Polyneuropathie). Außer zu neurologischen Symptomen kann es zu allergischen Hautreaktionen, Knochenmarksdepressionen, zur Ausbildung von Autoimmunerkrankungen wie Lupus erythematodes, Polyarteriitis nodosa, Thyreoiditis und Myasthenie, zu toxischer Hepatitis, Lymphadenopathie, gastrointestinalen und endokrinen Störungen, vor allem Osteomalazie, Wasser- und Elektrolytstörungen, Hirsutismus sowie zur Gingivahyperplasie kommen.
Bei Dosisreduktion in der Regel Rückbildung der Symptome. Sehr selten persistiert die Ataxie trotz Absetzens des Medikaments. Bei zu raschem Absetzen Entzugssymptome.
Als pathologisch-anatomische Folge einer chronischen Phenytoin-Intoxikation wird eine Kleinhirnrindenatrophie diskutiert.

D: Phenytoin-Polyneuropathie
E: Neuropathy due to phenytoin

Synonyme: Diphenylhydantoin-Polyneuropathie
Hydantoin-Polyneuropathie
Hydantoin-Polyneuritis (irreführend)

Blande verlaufende, symmetrisch-sensible, mitunter sogar nur durch Achillessehnenreflexverlust an den unteren Extremitäten erkennbare → Polyneuropathie unter langdauernder Phenytoineinnahme.
Elektroneurographisch meist leichte Verminderung der motorischen Nervenleitgeschwindigkeit.
Pathologisch-anatomisch distal betonte axonale Degeneration.

D: Chronische Carbamazepin-Intoxikation
E: Chronic intoxication due to carbamazepine

Synonym: Chronische Carbamazepin-Vergiftung

Beginn mit diffusem Schwindel und Übelkeit ab 10 μg/ml Plasmakonzentration, dann Erbrechen, Nystagmus, Ataxie und Doppelbilder. Ferner kann es zu vermehrter Müdigkeit, Schlaflosigkeit bis hin zu Erregungszuständen, Kopfschmerzen, Tremor und Verwirrtheit kommen. Außerdem können Wasserretention, allergische Hautreaktionen, Knochenmarksdepression, Autoimmunerkrankungen (wie z. B. Lupus erythematodes) und gastrointestinale Störungen hervorgerufen werden.
Bei Dosisreduktion gute Reversibilität.

D: Chronische Primidon-Intoxikation
E: Chronic intoxication due to primidone

Synonym: Chronische Primidon-Vergiftung

Beginn mit Müdigkeit und Ataxie, meist auch Nystagmus, in der Regel ab 8 μg/ml Plasmakonzentration. Bei weiterem Anstieg der Plasmawerte Lethargie und Dysarthrie. Schließlich bei Plasmawerten über 100 μg/ml Bewußtseinstrübung bis zum Koma. Kinder reagieren bisweilen mit psychischen Störungen in Form von Reizbarkeit, moroser Verstimmung, ungesteuertem emotionalem und motorischem sowie läppischem Verhalten. An internen Symptomen können allergische Hautexantheme, Autoimmunerkrankungen wie Lupus erythematodes und Polyarteriitis nodosa sowie Lymphadenopathien und gastrointestinale Beschwerden auftreten. Im Urinsediment sind glänzende Primidon-Kristalle nachzuweisen.
Häufige Ursachen der Intoxikation: Zu rasche Dosissteigerung bei Beginn der Behandlung und Interaktionen mit anderen Medikamenten. Bei zu rascher Dosisreduktion Entzugssymptome mit eventuell generalisierten tonisch-klonischen Anfällen sowie Delirium.

D: Chronische Phenobarbital-Intoxikation
E: Chronic intoxication due to phenobarbital

Synonym: Chronische Phenobarbital-Vergiftung

Beginn mit Müdigkeit und Konzentrationsstörungen, eventuell Nystagmus, in der Regel bei Plasmakonzentrationen über 50 μg/ml. Bei Kindern nicht selten Hyperaktivität und Schlaflosigkeit. Bei Plasmawerten über 80 μg/ml diffuser Schwindel, Ataxie, Übelkeit und Erbrechen. Schließlich bei Plasmawerten über 100 μg/ml Bewußtseinstrübung bis zum Koma. Außer zu Störungen des Nervensystems kann es zu allergischen Hautreaktionen, endokrinen Störungen, Osteomalazie und Akne vulgaris kommen.
Bei chronischer Einnahme können auch exogene Psychosen unter dem Bild leichter affektiver Durchgangssyndrome bis hin zu schweren Delirien auftreten.
Bei Dosisreduktion bzw. Absetzen gute Reversibilität. Bei zu raschem Absetzen Entzugssyndrom mit Zunahme von Anfällen.

D: Chronische Ethosuximid-Intoxikation
E: Chronic intoxication due to ethosuximide

Synonym: Chronische Ethosuximid-Vergiftung

Meist psychopathologische Symptome: Angst, Autismus, außerdem Schlaflosigkeit, Appetitmangel, vermehrte Reizbarkeit, Verstimmungs- und Erregungszustände. Nicht selten Singultus sowie Kopfschmerzen. An internen Befunden können allergische Hautreaktionen, Knochenmarksdepression, Autoimmunerkrankungen wie Lupus erythematodes, Polyarteriitis nodosa, Thyreoiditis, Myasthenie und gastrointestinale Beschwerden auftreten. Selten.

D: Chronische Valproat-Intoxikation
E: Chronic intoxication due to valproate

Synonyme: Chronische Dipropylazetat-Intoxikation

Gekennzeichnet durch feinschlägigen Tremor der Hände, selten Parästhesien und Müdigkeit. Besonders bei jüngeren Kindern und Mehrfachmedikation - etwas geringer abhängig von der Dosis - kann sich auch nach mehrmonatiger Gabe und meist im Rahmen eines Infekts eine foudroyant verlaufende Enzephalo-hepato-pankreatopathie entwickeln mit früh auftretender Gerinnungsstörung. Zumindest bei Fortsetzung der Valproatmedikation ist mit einem Exitus letalis zu rechnen.
Prädisponierende Laborparameter sind bislang nicht bekannt. Eine Blokkade des mitochondrialen Stoffwechsels ist die wahrscheinliche Pathogenese.

D: Chronische Clonazepam-Intoxikation
E: Chronic intoxication due to clonazepam

Synonym: Chronische Clonazepam-Vergiftung

Nach Langzeitbehandlung finden sich meist Müdigkeit, Reizbarkeit, Schlaflosigkeit, Schwindel, Ataxie, Dysarthrie und Muskelhypotonie. Seltener kommt es zu Kopfschmerzen sowie Zunahme der epileptischen Anfälle.
Bei rascher Dosisreduktion starke Entzugssymptome mit vermehrtem Auftreten epileptischer Anfälle sowie Delirien.

D: Embryo-fetales Syndrom durch Antiepileptika

Siehe Abschnitt „Mißbildungssyndrome".

4. Psychopharmaka

D: Exogene Psychose durch Neuro- und Thymoleptika
E: Exogen psychosis due to neuroleptic and thymoleptic drugs

Synonyme: Delir unter Neuro- und Psycholeptika
Imipramin-Psychose (Teilform)
Amitriptylin-Psychose (Teilform)
Phenothiazin-Psychose (Teilform)

Zu Beginn der Behandlung mit Neuroleptika und Thymoleptika plötzlich auftretende Verwirrtheitszustände mit Erregung und Halluzinationen. Ältere Patienten sind prädisponiert. Diese Nebenwirkung kann sowohl bei anticholinergisch wirksamen Antidepressiva vom Typ des Imipramins und Amitryptilins als auch bei länger anhaltender Behandlung mit Neuroleptika aus der Phenothiazin-Reihe auftreten. Letztere führen vor allem zu einem amentiellen Syndrom.

D: Exogene Psychosen durch Psychoanaleptika
E: Exogen psychosis due to central nervous system stimulants

Synonym: Weckamin-Psychosen

Paranoide und/oder halluzinatorische Psychosen nach längerer Einnahme von Amphetamin oder Metamphetamin und verwandten Substanzen. Nach Ablauf einer Psychose kann es zu irreversiblen Persönlichkeitsveränderungen kommen.

D: Entzugssyndrom nach Psychopharmaka
E: Withdrawal syndrome after psychopharmacological drugs

Nach Entzug von Hypnotika, Neuroleptika, Tranquillantien und Thymoleptika kann es zu starken vagotonen Erscheinungen mit Nausea, Erbrechen, Schwitzen und Kollapsneigung kommen. Auch Schlafstörungen und Schwindel treten auf. Gelegentlich wird das Krankheitsbild durch einen generalisierten tonisch-klonischen Anfall eingeleitet. Das Syndrom kann in ein Delir übergehen, ist aber meist reversibel.

D: Akute dystone Reaktion unter Neuroleptika
E: Acute dystonic reaction due to neuroleptic drugs

Synonyme: Zungenschlund-Syndrom
Extrapyramidale Paroxysmen

Bei Überdosierung oder bei besonderer individueller Empfindlichkeit schon Stunden nach erster Applikation krisenhaft sich steigernde, bisweilen sehr schmerzhafte extrapyramidale Phänomene nach Art von okulogyren Krisen, Retrokollis, Tortikollis, Opisthotonus oder Zungen- und Schlundkrämpfen. Rücken- und Extremitäten sind kaum betroffen. Das Bewußtsein ist nicht gestört. Jugendliche werden besonders betroffen.
Zentral wirksame Anticholinergika, am besten intravenös verabreicht, führen in kurzer Zeit zu einer vollständigen Rückbildung der Symptome.

D: Akathisie durch Neuro- und Thymoleptika
E: Akathisia due to neuroleptic drugs

Schon nach wenigen Tagen oder erst nach längerer Einnahme von Neuroleptika auftretende Bewegungsunruhe der Beine. Die Patienten können nicht ruhig sitzen, stehen oder liegen (Trippelmotorik). Daneben bestehen Angst, innere Unruhe und Spannung.
Durch anticholinergische Antiparkinson-Mittel und/oder β-Rezeptorenblocker ist z. T. eine Besserung zu erzielen. Besonders therapieresistent ist eine Akathisie dann, wenn sie erst im Verlauf einer Langzeitbehandlung auftritt.

D: Späthyperkinesen durch Neuroleptika
E: Tardy dyskinesia due to neuroleptic drugs

Synonyme: Terminales Insuffizienz-Syndrom
Degkwitz-Syndrom
Tardive Dyskinesien

Nach neuroleptischer Langzeitbehandlung auftretende stereotype choreatische, athetotische oder dystone Hyperkinesen, die die Muskeln im Gesicht, Nacken und Hals bevorzugen. Zungenbewegungen sind gewöhnlich das erste Symptom; gelegentlich kommt es aber zunächst zu Blinzeln und Grimassieren. Typisch sind übertriebene Kaubewegungen, häufiges Belecken der Lippen, Herausstrecken und Verdrehen der Zunge. Daneben kommt es gelegentlich auch zu leichten Finger- und Zehenbewegungen, in schwereren Fällen auch zu ballistischen Hyperkinesen. Das Ausmaß der Bewegungen kann dem der Huntington-Chorea ähneln. Wenn Schlundmuskulatur und Diaphragma betroffen sind, kann es zu schwerer Atemnot und Lebensgefahr kommen. Die Störungen sind oft irreversibel.
Pathologisch-anatomisch degenerative Nervenzellveränderungen und Zelluntergänge mit Schwerpunkt der Läsion in den Stammganglien und im Mittelhirn.

D: Malignes neuroleptisches Syndrom
E: Central anticholinergic syndrome

Synonym: Zentral-anticholinergisches Syndrom

Durch absolute oder relative Überdosierung von Medikamenten mit zentral-anticholinerger Wirksamkeit oder Vergiftung mit pflanzlichen Substanzen (Tollkirsche (*Atropa belladonna*)). Blockade der muscarinischen Azetylcholinrezeptoren im zentralen Nervensystem durch Atropin, Scopolamin, trizyklische Antidepressiva, Phenothiazine, Antihistaminika oder relativer Azetylcholinmangel durch Rückkopplung über Hemmung anderer Transmittersysteme durch Äthylalkohol, volatile Anästhetika, Barbiturate, Benzodiazepine, H_2-Rezeptor-Blocker, Ketamine, Morphin und Derivate, Anti-Parkinson-Mittel.
Zu peripheren Symptomen wie Tachykardie, Mydriasis, Gesichtsrötung, verminderte Schleim- und Schweißsekretion, Urinretention, Darmmotilitätsstörungen und Tachyarrhythmie treten zwei Gruppen zentralnervöser Symptome wie Angst, Unruhe, körperliche Hyperaktivität, Aggressivität, emotionale Labilität und Desorientiertheit sowie Bewußtseinsstörungen, Stupor, Bewegungsstörungen, Muskelrigidität, Atemdepression, Paranoia, motorische Inkoordination und Hyperpyrexie hinzu.

D: Lithium-Intoxikation
E: Intoxication due to lithium

Akute oder chronische Vergiftung durch Gaben von Lithium-Salzen. Typisches Zeichen einer akuten Intoxikation sind Übelkeit, Erbrechen, Diarrhöe oder Obstipation, psychisch Verwirrtheit und Apathie sowie Schläfrigkeit und von seiten des Nervensystems Fingertremor, flüchtige Fazialisparesen, gesteigerte Muskeleigenreflexe.
Die chronische Lithium-Intoxikation ist charakterisiert durch eine zunehmende, reversible exogene Psychose. Ferner treten Schluckbeschwerden, generalisierte tonisch-klonische Anfälle, zerebellare Ataxie, Nystagmus, Hyperkinesen oder Parkinson-Syndrom auf.
Bei Dosisreduktion in der Regel Rückbildung der Symptome. In seltenen Fällen treten irreversible Hirnschädigungen auf. Betroffen sind die Stammganglien und das Kleinhirn. Der Exitus kann durch oligurisches Nierenversagen eintreten.
Pathologisch-anatomisch periventrikuläre Gliose sowie neurosekretorische Anomalien in Hypothalamus und Adenohypophyse.

D: Lithium-Polyneuropathie
E: Neuropathy due to lithium

Seltene, symmetrische sensomotorische → Polyneuropathie im Rahmen sonst schwerer zentral-nervöser Veränderungen und Störungen anderer Organsysteme.
Die Nervenleitgeschwindigkeit ist normal oder nur gering verzögert. Pathologisch-anatomisch primär axonale Degeneration.

D: Exogene Psychosen durch Bromureide
E: Exogen psychosis due to bromureide

Seltene, uncharakteristische exogene Psychosen. Das Spektrum der klinischen Symptomatik umfaßt vor allem subjektiv registrierte Befindlichkeits- und Erlebnisstörungen.

D: Chlorprothixen-Polyneuropathie
E: Neuropathy due to chlorprothixene

Synonym: Chlorprothixen-Polyneuritis (irreführend)

Seltene symmetrisch-sensomotorische → Polyneuropathie unter Einnahme von Chlorprothixen.

D: Imipramin-Polyneuropathie
E: Neuropathy due to imipramine

Synonyme: Imipramin-Polyneuritis (irreführend)

Seltene, meist symmetrische, vorwiegend motorische → Polyneuropathie mit guter Rückbildungstendenz.

D: Nialamid-Polyneuropathie
E: Neuropathy due to nialamide

Synonym: Nialamid-Polyneuritis (irreführend)

Symmetrische, vorwiegend motorische → Polyneuropathie. Selten.

D: Amitriptylin-Polyneuropathie
E: Neuropathy due to amitriptyline

Sehr selten beschriebene →Polyneuropathie mit vorwiegend distalen sensomotorischen Ausfällen.

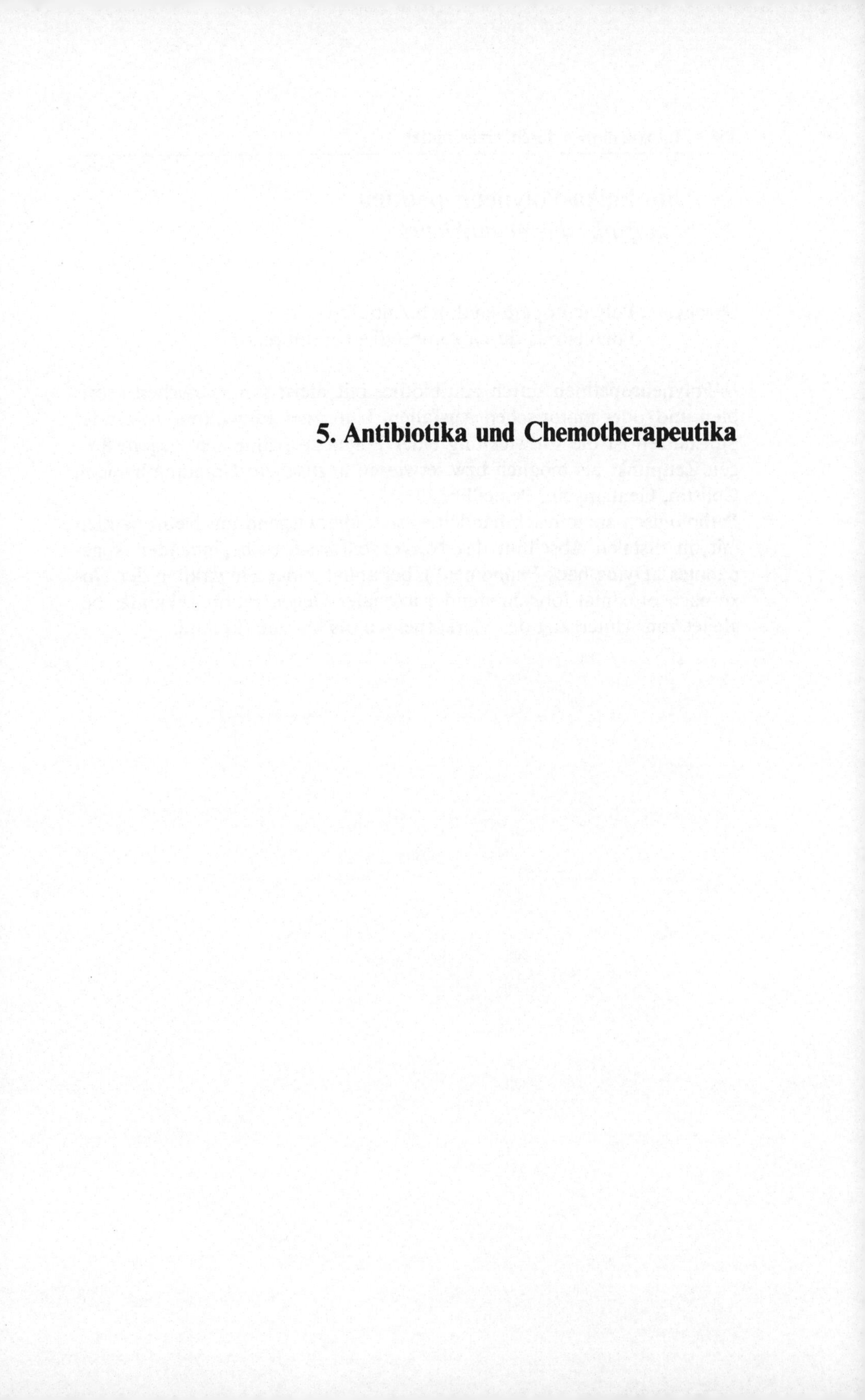

5. Antibiotika und Chemotherapeutika

D: Antibiotika-Polyneuropathien
E: Neuropathy due to antibiotics

Synonyme: Polyneuropathien durch Antibiotika
Polyneuritis durch Antibiotika (irreführend)

→ Polyneuropathien durch Antibiotika mit meist symmetrischen sensiblen und/oder motorischen Ausfällen. Unter der Einwirkung folgender Substanzen ist die Entwicklung einer Polyneuropathie zum gegenwärtigen Zeitpunkt als möglich bzw. erwiesen anzusehen: Chloramphenicol, Colistin, Gentamycin, Penicillin.
Pathologisch-anatomisch handelt es sich überwiegend um Neuropathien mit im distalen Abschnitt des Nervenzellfortsatzes beginnender (sogenanntes „Dying-back-Phänomen"), bei anhaltender Einwirkung der Noxe nach proximal fortschreitender axonaler Degeneration, sekundär begleitet vom Untergang der Markscheiden bis hin zum Zelltod.

D: Chloramphenicol-Polyneuropathie
E: Neuropathy due to chloramphenicol

Synonym: Chloramphenicol-Polyneuritis (irreführend)

Selten und nur unter hoher Dosierung von Chloramphenicol auftretende, ausschließlich symmetrisch-sensible → Polyneuropathie, die sich zumeist mit Parästhesien an den unteren Extremitäten manifestiert und häufig mit einer Optikusneuropathie vergesellschaftet ist. Volle Reversibilität nach Absetzen des Medikaments.
Pathologisch-anatomisch axonale Degeneration.

D: Chlorjodhydroxychinolin-Polyneuropathie
E: Neuropathy due to chlorjodhydroxychinoline

Synonyme: Jodchlorhydroxychinolin-Polyneuropathie
Clioquinol-Polyneuropathie
Clioquinol-Polyneuritis (irreführend)

Sehr seltene, ausschließlich isoliert auftretende, reine symmetrisch-sensible oder sensomotorische → Polyneuropathie nach langdauernder Einnahme von Chlorjodhydroxychinolin. Schlechte Rückbildungstendenz. Meist liegt eine Beteiligung des Rückenmarkes und der Sehnerven vor (siehe auch subakute Myelo-optico-Neuropathie).
Pathologisch-anatomisch wurden axonale Degeneration und Demyelinisierung der betroffenen Nerven beschrieben.

D: Polyneuropathie durch Diamidine
E: Neuropathy due to diamidines

Synonym: Polyneuritis durch Diamidine (irreführend)

Vorwiegend symmetrisch-sensible → Polyneuropathie unter langdauernder Einnahme von Diamidinen (Stilbamidin, Pentomidin, Propamidin) mit gleichzeitiger Beteiligung des N. trigeminus.

D: Gentamycin-Polyneuropathie
E: Neuropathy due to gentamycin

Synonym: Gentamycin-Polyneuritis (irreführend)

Sehr seltene, meist bei Niereninsuffizienz auftretende → Polyneuropathie unter Gentamycintherapie mit symmetrischen, vorwiegend motorischen Ausfällen an den unteren und oberen Extremitäten. Entwicklung der Symptomatik innerhalb weniger Tage. Gute Rückbildungstendenz. Pathologisch-anatomisch distal betonte axonale Degeneration.

D: Metronidazol-Polyneuropathie
E: Neuropathy due to metronidazole

Synonyme: 5-Nitroimidazol-Polyneuropathie
Clont®-Polyneuropathie
Metronidazol-Polyneuritis (irreführend)

Symmetrische, vorwiegend sensible, mitunter auch sensomotorische →Polyneuropathie nach mehrwöchiger Einnahme von Metronidazol, deren Symptome sich nach Absetzen des Medikamentes meist verzögert zurückbilden.
In der Regel normale bis nur gering verminderte Nervenleitungsgeschwindigkeit. Häufig kann aber kein sensibles Nervenpotential evoziert werden.
Pathologisch-anatomisch distal betonte axonale Degeneration.

D: Penicillin-Polyneuropathie
E: Neuropathy due to penicillin

Synonym: Penicillin-Polyneuritis

→Polyneuropathie vom Manifestationstyp der sogenannten →Mononeuropathia multiplex mit vorwiegend motorischen Störungen des Plexus brachialis oder Plexus lumbosacralis im Anschluß an eine intramuskuläre Injektion von Penicillin mit einer Latenz von 1 bis 21 Tagen.
Pathologisch-anatomisch überwiegend sekundäre Nervenschädigung infolge einer toxisch-allergischen Angiitis (Hypersensitivitäts-Angiitis).
Selten.

D: Medikamentöse hämorrhagische Enzephalopathie
E: Haemorrhagic encephalopathy due to drugs

Nach Arsphenamin-(Salvarsan), selten nach Penicillin- oder Sulfonamid-Behandlung vorkommende Krankheit. An Symptomen treten zunächst Kopfschmerzen auf, dann Bewußtseinstrübung, Meningismus, intrakranielle Drucksteigerung und schließlich generalisierte tonisch-klonische Anfälle und Koma. Ausheilung ist selten. Häufig letaler Ausgang innerhalb der ersten 24 Stunden.
Da die Erkrankung meist nach der 2. oder 3. Injektion auftritt, wird ein allergischer Pathomechanismus diskutiert.
Pathologisch-anatomisch petechiale Blutungen im Großhirn, Hirnstamm und Rückenmark, d.h. vor allem im Marklager, periventrikulär, im Balken, in der Capsula interna, den Hirnschenkeln, den lateralen Brückenabschnitten und in der Medulla oblongata. Ferner finden sich Demyelinisationsherde und Nekrosen (zumeist perivaskulär) in der Großhirnrinde und im Großhirnmark, vergleichbar der perivenösen Herdenzephalitis. Außerdem kann es zum Zelluntergang in den Vorderhörnern des Rückenmarks und in den Spinalganglien kommen.

D: Akute Isoniazid-Intoxikation
E: Acute intoxication due to isoniazid

Synonyme: Akute INH-Intoxikation
Akute Isonikotinsäurehydrazid-Intoxikation

Seltenes Krankheitsbild, das akzidentell bei Kleinkindern und durch suizidale Absicht bei Erwachsenen angetroffen wird. Charakterisiert durch generalisierte tonisch-klonische Anfälle, ausgeprägte metabolische Azidose und Koma. Tod durch Atemlähmung ist möglich. Prognose bei Intensivbehandlung gut. Im Überlebensfall eventuell Nieren- und Leberschädigung.

D: Chronische Isoniazid-Intoxikation
E: Chronic intoxication due to isoniazid

Synonyme: Chronische INH-Intoxikation
Chronische Isonikotinsäurehydrazid-Intoxikation
Toxische Hepatitis durch Isoniazid (Teilform)
INH-Arthropathie (Teilform)

Krankheitsbild bei langwährender therapeutischer Dosierung von Isonikotinsäurehydrazid (INH). Die zentralnervöse Symptomatik steht im Vordergrund: Kopfschmerzen, Schwindel, Hyperreflexie und sensible Reizerscheinungen, vegetative Störungen sowie symmetrische sensomotorische Ausfälle (siehe Isoniazid-Polyneuropathie). Häufig Alkoholintoleranz. Psychotische Veränderungen sind selten (siehe: exogene Psychose durch Isoniazid). Bei Ausscheidungsstörungen sind schwere Vergiftungserscheinungen mit psychomotorischen Erregungszuständen, generalisierten tonisch-klonischen Anfällen, Bewußtseinsstörungen bis zum Koma sowie Tod möglich. Durch erhöhte Dosis sind besonders Kinder und Anfallskranke gefährdet. Selten kommt es zu Leberschädigung (toxische Hepatitis), Fieber, hämolytischer Anämie, Methämoglobinbildung, Leuko- und Thrombopenie und reversiblem Lupus erythematodes. Ebenfalls selten ist die Fibrose von Sehnen und Gelenkkapseln mit frühen Funktionsstörungen besonders der proximalen Interphalangealgelenke. Gelegentlich kommt es zu Kreislauf- und Durchblutungsstörungen.

D: Isoniazid-Polyneuropathie
E: Neuropathy due to isoniazid

Synonyme: INH-Polyneuropathie
Neoteben-Polyneuropathie
Isonikotinsäurehydrazid-Polyneuropathie
INH-Polyneuritits (irreführend)
Neoteben®-Polyneuritis (irreführend)

Im Beginn rein sensible, später sensomotorische, symmetrische → Polyneuropathie mit quälenden sensiblen Reizerscheinungen und vegetativen Störungen. Die Rückbildung vor allem der sensiblen Störungen erfolgt bei schwerer Schädigung sehr langsam, sie braucht mitunter Jahre.
Die Nervenleitgeschwindigkeit kann leicht bis mäßig herabgesetzt sein.
Im Liquor gelegentlich leichte Eiweißvermehrung.
Pathologisch-anatomisch distal akzentuierte Markscheiden- und Axondegeneration bis zur Axonfragmentation (Wallersche Degeneration).

D: Exogene Psychose durch Isoniazid
E: Exogen psychosis due to isoniazid

Synonyme: Isoniazid-Psychose
INH-Psychose
Neoteben®-Psychose

Bei Langzeittherapie mit Isoniazid häufig psychische Nebenerscheinungen wie gesteigerte Reizbarkeit, Ängstlichkeit, euphorische und (seltener) depressive Stimmungsänderungen. Wird die Therapie beim Auftreten erster psychopathologischer Symptome abgebrochen, verschwinden diese vollständig in Tagen bis Wochen. Bei Fortsetzung der INH-Therapie kann es zu nicht immer reversiblen Psychosen mit manischen, paranoid-halluzinatorischen oder auch katatonen Symptomen kommen. Psychosen mit Bewußtseinstrübung vom Charakter der Verwirrtheit und des Delirs sind sehr selten. Unter INH-Therapie kann schon nach geringem Alkoholgenuß ein pathologischer Rausch ausgelöst werden.

D: Ethambutol-Polyneuropathie
E: Neuropathy due to ethambutol

Synonym: Ethambutol-Polyneuritis (irreführend)

Seltene, symmetrisch-sensible oder sensomotorische →Polyneuropathie. Häufiger →Optikusneuropathie. In der Regel gute Rückbildungstendenz.

D: Ethionamid-Polyneuropathie
E: Neuropathy due to ethionamide

Synonyme: Ethionamid-Polyneuritis (irreführend)

Vorwiegend symmetrisch-sensible →Polyneuropathie mit guter Rückbildungstendenz. Selten.

D: Cycloserin-Intoxikation
E: Intoxication due to cycloserine

Synonym: Exogene Psychose durch Cycloserin (Teilform)

Dosisabhängige Wirkungen des Cycloserins, die ausschließlich das Nervensystem betreffen mit Kopfschmerzen, Benommenheit, exogener Psychose (Desorientiertheit, Verwirrtheit, psychotische Episoden, Depressionen und Suizid), Reflexsteigerungen, spastische Lähmungen, Tremor, generalisierten tonisch-klonischen Anfällen und gelegentlich Koma. Durch Niereninsuffizienz begünstigt.

D: Dapson-Polyneuropathie
E: Neuropathy due to dapsone

Synonym: Dapson-Polyneuritis (irreführend)

Unter langdauernder Einnahme des Sulfons Dapson langsam sich entwickelnde →Polyneuropathie mit vorwiegend symmetrischen motorischen Ausfällen, die sich nach Absetzen meist zurückbilden.
Die motorische Nervenleitgeschwindigkeit ist normal bis geringgradig vermindert bei neurogenem Muster mit Zeichen von Denervierung im Elektromyogramm der betroffenen Muskeln.
Pathologisch-anatomisch fast ausschließlich Affektion des Motorneurons (Vorderhorn).

D: Nitrofurantoin-Polyneuropathie
E: Neuropathy due to nitrofurantoin

Synonyme: Furadantin®-Polyneuropathie
Furadantin®-Polyneuritis (irreführend)

Unter Nitrofurantoinbehandlung bevorzugt bei Niereninsuffizienz auftretende, distal akzentuierte, symmetrische sensomotorische → Polyneuropathie, die schwere Grade erreichen kann. Im Beginn oft sehr quälende sensible Reizerscheinungen. Rasches Hinzutreten atrophischer Paresen.
Im Liquor leichte Vermehrung des Gesamteiweißes. Die Nervenleitgeschwindigkeit kann normal oder vermindert sein.
Pathologisch-anatomisch distal akzentuierte Axon- und Markscheidendegeneration.

D: Sulfonamid-Polyneuropathie
E: Neuropathy due to sulfonamides

Synonyme: Periphere Neuritis durch Sulfonamide
Mononeuritis durch Sulfonamide (irreführend)
Polyneuritis durch Sulfonamide (irreführend)
Sulfonamid-Mononeuropathie (Teilform)
Sulfonamid-Polyneuritis (irreführend)

Insbesondere durch die älteren, methylierten Sulfonamidverbindungen (Sulfanyl-dimethyl-sulfanilamid, Sulfamethylthiazol) hervorgerufene symmetrische, sensomotorische →Polyneuropathien mit Betonung der motorischen Ausfälle. Sensibilitätsstörungen vorwiegend in Form von sensiblen Reizerscheinungen. Beginn zum Teil erst Wochen nach Gabe des Medikamentes.
Pathologisch-anatomisch zumeist sekundäre Nervenschädigungen im Gefolge einer toxisch-allergischen Angiitis. Bei älteren Sulfonamid-Präparaten ist auch eine distal betonte axonale Degeneration („dying back") zu diskutieren, möglicherweise über eine Metabolisierung in Hydralazin-Zwischenprodukte.
Besserung zögernd, aber meist vollständig.

D: Sulfonamid-Enzephalopathie

E: Encephalopathy due to sulfonamides

Häufiger durch Sulfanilamid und Sulfapyridin als durch andere (nichtmethylierte) Sulfonamid-Verbindungen hervorgerufene, passagere, vielgestaltige Symptomatik mit Kopfschmerzen, Schwindel, Tinnitus, Ataxie, Müdigkeit, Verwirrtheit, depressiver Verstimmung und (selten) produktiver, exogener Psychose. Vollständige Remission nach Beendigung der Medikation.

D: Furazolidon-Polyneuropathie

E: Neuropathy due to furazolidone

Sensomotorische → Polyneuropathie, gleicht der → Nitrofurantoin-Polyneuropathie. Selten.

D: Furaltadon-Polyneuropathie
E: Neuropathy due to furaltadone

Synonym: Furaltadon-Polyneuritis (irreführend)

Symmetrische, vorwiegend sensible oder vorwiegend motorische → Polyneuropathie, zum Teil auch vom Multiplex-Typ mit Hirnnervenausfällen.

D: Chloroquin-Polyneuropathie
E: Neuropathy due to chloroquine

Synonym: Chloroquin-Neuromyopathie (inkorrekt)

Leichte, symmetrische →Polyneuropathie, vorwiegend sensibel und distal betont, die im Gefolge einer →Chloroquin-Myopathie auftritt.

D: Chloroquin-Myopathie
E: Myopathy due to chloroquine

Synonyme: Chloroquin-Myoneuropathie
Chloroquin-Neuromyopathie (inkorrekt)

Myopathie, die mit einer zumeist geringfügigen Polyneuropathie kombiniert sein kann. Beginn der Muskelschwäche in der beckennahen Oberschenkelmuskulatur, späteres Übergreifen auf Schultermuskeln, Mm. erectores trunci, Nacken- und Gesichtsmuskulatur. In schweren Fällen Kardiomyopathie. Korneaeinschlüsse und Retinopathie kommen vor. Gute Rückbildungstendenz.
Pathologisch-anatomisch vakuolär-degenerative Schädigung, vorzugsweise der Typ-1-Muskelfasern mit multilamellären Einschlüssen.
Modell einer Lipid-Speicherungskrankheit.

D: Exogene Psychose durch Chloroquin
E: Exogen psychosis due to chloroquine

Synonym: Chloroquin-Psychose

Unter Chloroquin-Therapie auftretende verschiedenartige psychopathologische Symptome: Störung der Ich-Identität (Depersonalisationserlebnisse), Zwangsimpulse und -handlungen, Phobien (z. B. Claustrophobie), Suizidgedanken und Primitivreaktionen (Katastrophenreaktionen). In seltenen Fällen wurde eine toxische Psychose beobachtet. Die psychotischen Erscheinungen setzen durchschnittlich am 6. Behandlungstag bei einer Gesamtdosis von ca. 2 g Chloroquin ein. Die akute Verlaufsform geht mit paranoid-halluzinatorischen Symptomen, die subakute Verlaufsform mit allmählicher Bewußtseinstrübung einher. Nach Absetzen des Chloroquins bilden sich die psychotischen Symptome im Mittel nach 23 Tagen (Bereich 8 bis 85 Tage) zurück.
Das in tropischen Zonen auftretende Amok-Syndrom könnte durch Chloroquin bedingt sein.

D: Emetin-Intoxikation
E: Intoxication due to emetine

Synonym: Brechwurzel-Vergiftung

Nach Einnahme des Alkaloids aus *Radix ipecacuana* auftretende Symptome wie Erbrechen, Müdigkeit, Leibschmerzen, blutige Diarrhöen, Dyspnoe, Tachykardie, Arrhythmien, Kreislaufkollaps und Herzinsuffizienz. Selten vorkommende, symmetrische, vorwiegend motorische neurologische Symptome. Offenbar Mischung von Myopathie und Polyneuropathie. In der Regel gleichzeitig Kardiomyopathie.

D: Emetin-Myoneuropathie
E: Myoneuropathy due to emetine

Selten vorkommende, symmetrische, vorwiegend motorische Ausfälle. Offenbar Mischung von →Myopathie und →Polyneuropathie.

D: l-Asparaginase-Enzephalopathie
E: Encephalopathy due to l-asparaginase

Überwiegend bei Erwachsenen beobachtete passagere, zerebrale Funktionsstörungen unter meist hohen Dosen von l-Asparaginase mit Wesensänderung, depressiver Verstimmung, Verwirrtheit und Orientierungsstörung. In schweren Fällen kommt es zu Somnolenz, Lethargie und zu generalisierten tonisch-klonischen Anfällen. Volle Reversibilität.
Als Ursache wird ein passagerer Asparagin- und Glukosemangel des Gehirns angenommen.

D: Chlorambucil-Enzephalopathie
E: Encephalopathy due to chlorambucile

Bei Kindern unter längerer Gabe von Chlorambucil auftretende Myoklonien und fokale Anfälle, die in generalisierte tonisch-klonische Anfälle übergehen können.
Im Elektroenzephalogramm entweder Allgemeinveränderung und/oder herdförmige oder generalisierte Krampfaktivität. Selten.

D: Vidarabinphosphat-Polyneuropathie
E: Neuropathy due to vidarabine phosphate

Symmetrische, bevorzugt an den unteren Extremitäten auftretende sensomotorische → Polyneuropathie mit quälenden Mißempfindungen an den Akren (Burning-Feet-Syndrom), Störung der Oberflächen- und Tiefensensibilität sowie der Motorik vor allem im Bereich der Fuß- und Zehenextensoren. Verzögerte Rückbildung der Symptome nach Absetzen der Medikation.
Die motorische und sensible Nervenleitgeschwindigkeit ist normal, kann jedoch auch mäßiggradig verzögert sein.

D: Cytarabin-Polyneuropathie
E: Neuropathy due to cytarabine

Synonym: Cytarabin-Polyneuritis (irreführend)

Seltene, distal betonte, weitgehend reversible, symmetrisch-sensible → Polyneuropathie.

D: 5-Fluorouracil-Enzephalopathie
E: Encephalopathy due to 5-fluorouracil

Inkonstant nach mehrwöchiger Gabe von 5-Fluorouracil auftretendes, psychopathologisches Syndrom mit schwerer Verhaltensstörung, zerebellaren, vestibulären und pyramidalen Funktionsstörungen. Gute Reversibilität.

D: Procarbazin-Enzephaloneuropathie
E: Encephaloneuropathy due to procarbazine

Synonyme: Procarbazin-Polyneuropathie (Teilform)
Procarbazin-Polyneuritis (irreführend)
Natulan®-Polyneuropathie (Teilform)
Natulan®-Polyneuritis (irreführend)

Unter dem Methylhydrazinderivat Procarbazin inkonstant nach mehrwöchiger Behandlung auftretendes komplexes klinisches Bild zerebellarer und peripher-nervöser Störungen in Form von Benommenheit, Unruhe, Desorientiertheit, Ataxie sowie distal betonten Parästhesien.
Volle Reversibilität, gelegentlich sogar trotz Fortsetzung der Behandlung. Verstärkung der Symptome durch tyraminhaltige Nahrungsmittel (Käse, Schokolade u. a.).

D: Disseminierte nekrotisierende Leukoenzephalopathie unter kombinierter Bestrahlungs- und Zytostatikabehandlung
E: Disseminated leukoencephalopathy due to combined tumour therapy

Synonyme: Subakute Leukoenzephalopathie nach Tumorbehandlung
Enzephalomyelopathie nach kombinierter Strahlen- und zytostatischer Therapie
Disseminierte therapieinduzierte Leukoenzephalopathie
Subakute strahleninduzierte Leukoenzephalopathie

Progredientes, neurologisches Krankheitsbild, das während oder kurze Zeit nach kombinierter Behandlung mit Zytostatika (meist Methotrexat intrathekal) und Kopfbestrahlung auftreten kann und klinisch gekennzeichnet ist durch zunehmende Wesensänderung, Demenz, spastische Paresen, Tremor und zerebellare Ataxie sowie generalisierte tonisch-klonische Anfälle und seltener Augenmotilitätsstörungen. Eventuell Übergang in Locked-in-Syndrom, Koma oder Tod.
Pathologisch-anatomisch multifokale, konfluierende oder ausgedehnte Koagulationsnekrosen im Marklager ohne entzündliche Infiltrate und mit geringer Abraumreaktion, Axondegeneration, Ödem; gelegentlich intrazerebrale Verkalkung.

Anmerkung: Gelegentlich werden paraventrikuläre Verkalkung intrazerebral gefunden ohne das klinische Bild der methotrexatbedingten Enzephalopathie.

D: Methotrexat-Meningo-Enzephalo-Myelopathie
E: Meningo-encephalomyelopathy due to methotrexate

Bei etwa 30 bis 35% kurz nach intrathekaler Gabe von Methotrexat auftretende meningeale Reizerscheinungen (Kopfschmerzen, Nackensteifigkeit, Übelkeit und Erbrechen, Liquor-Pleozytose), die innerhalb von 72 Stunden abklingen. Seltener sind subakut auftretende, enzephalomyelopathische Störungen mit fokalen Anfällen oder passagerer, spastischer Paraplegie, verbunden mit Sphinkterstörungen sowie sensiblen Ausfällen an den unteren Extremitäten.

D: Enzephalo-Myelopathie nach kombinierter zytostatischer Therapie
E: Encephalomyelopathy due to combined cytostatic therapy

Sehr vielgestaltige neuropsychiatrische Symptomatik in Abhängigkeit von der Lokalisation der pathologischen Veränderungen.
Ätiopathogenetisch kommen häufig mehrere Faktoren wie toxische Einwirkung der Zytostatika, Bestrahlung, Malnutrition, hepatische und renale Stoffwechselstörungen, Slow-Virus-Infektionen und andere Infektionen in Betracht.
Pathologisch-anatomisch werden in wechselndem Ausmaß dabei diffuse oder paraventrikuläre Fasergliose, zentrale pontine Myelinolyse, reaktive neuroaxonale Dystrophie, diffuse kortikale Atrophie, diffuse gliale Poliodystrophie, → Wernicke-Enzephalopathie, zentrale neuronale Chromatolyse, nekrotisierende Enzephalitiden (z. B. Herpes-Enzephalitis) und Masern-Enzephalitis vorgefunden.

D: Vincristin-Polyneuropathie
E: Neuropathy due to vincristine

Synonyme: Vincristin-Neuromyopathie
Vincristin-Begleitmyopathie (Teilform)
Vincristin-Ophthalmoplegie (Teilform)
Vincristin-Recurrensparese (Teilform)

Von Dosis und Behandlungsdauer abhängige symmetrische, sensomotorische, distal betonte →Polyneuropathie mit starken sensiblen Reizerscheinungen und vorwiegend motorischen Ausfällen. Gelegentlich Hirnnervenbeteiligung (Ophthalmoplegie, Recurrens-Parese). Leichte proximale Begleitmyopathie ist möglich. In der Regel gute Rückbildungstendenz.
Pathologisch-anatomisch axonale Degeneration, zum Teil Filamentenvermehrung und nekrotisierende Myopathie.

D: Vinblastin-Polyneuropathie
E: Neuropathy due to vinblastine

Synonyme: Vinblastin-Neuromyopathie
Vincaleukoblastin-Polyneuropathie

Weniger ausgeprägte Symptomatik als bei der ähnlichen →Vincristin-Polyneuropathie infolge geringerer Neurotoxizität.

D: cis-Platin-Polyneuropathie
E: Neuropathy due to cis-platinum

Synonyme: cis-Platin(II)-diaminodichlor-Polyneuropathie
cis-Platin(II)-dichlorodiamino-Polyneuropathie
Dichlorodiamino-cis-Platin(II)-Polyneuropathie
Diaminodichlor-cis-Platin(II)-Polyneuropathie
cis-Platin-Polyneuritis (irreführend)

Symmetrische, distal akzentuierte, überwiegend sensible, manchmal auch sensomotorische → Polyneuropathie mit guter Rückbildungsfähigkeit. Häufig → Innenohrschwerhörigkeit, selten Optikusneuropathie. Pathologisch-anatomisch ist eine primäre Axondegeneration wahrscheinlich.

D: Ethoglucid-Neuropathie
E: Neuropathy due to ethoglucid

Synonym: Epodyl®-Neuropathie

Unter intraarterieller und lokaler Perfusionsbehandlung mit Ethoglucid auftretende lokale Neuropathie mit motorischen und sensiblen Ausfällen, die sich nur verzögert und/oder unvollkommen zurückbilden.

D: Stickstoff-Lost-Neuropathie
E: Neuropathy due to chlormethine

Unter intraarterieller und lokaler Perfusionsbehandlung mit Stickstoff-Lost auftretende lokale Neuropathie, gekennzeichnet durch motorische und sensible Ausfälle, die sich nur verzögert und/oder unvollkommen zurückbilden.

D: Melphalan-Neuropathie
E: Neuropathy due to melphalan

Unter intraarterieller oder lokaler Perfusion mit Melphalan auftretende leichte, meist flüchtige lokale Neuropathie mit sensiblen und/oder motorischen Ausfällen.

D: Dactinomycin-Neuropathie
E: Neuropathy due to dactinomycin

Unter intraarterieller oder lokaler Perfusion mit Dactinomycin auftretende leichte, meist flüchtige lokale Neuropathie mit sensiblen und/oder motorischen Ausfällen.

6. Sonstige Pharmaka

D: Medikamentös-toxische Anosmie
E: Toxic medicamentous anosmia

Synonyme: Anosmie durch Medikamente
Medikamentös-toxischer Ausfall des Geruchsinns
Medikamentös-toxische Störung des Geruchsinns (Teilform)
Medikamentös-toxische Geruchsstörung (Teilform)
Medikamentös-toxische Hyposmie (Teilform)

Verlust bzw. Minderung (Hyposmie) des Riechvermögens durch Medikamente. In der Regel reversibel. Anfangs können Parosmien auftreten. Diese Geruchsstörungen können vor allem hervorgerufen werden durch Dihydro-Streptomycin, Streptomycin, Neomycin, Thyrothricin, Kanamycin, Propylthiouracil, Penicillamin, Phenindione und Carbimazol.

D: Medikamentös-toxische Ageusie
E: Toxic medicamentous ageusia

Synonyme: Ageusie durch Medikamente
Medikamentös-toxische Geschmacksstörung
Medikamentös-toxische Hypogeusie (Teilform)

Verlust bzw. Minderung (Hypogeusie) des Geschmackvermögens durch Medikamente. In der Regel reversibel. Kann hervorgerufen werden vor allem durch Penicillamin, Phenidione, Oxyfedrin, Carbamazepin und durch l-Dopa.

D: Medikamentös-toxische Optikusneuropathie
E: Toxic neuropathy of optic nerve due to drugs

Synonyme: Medikamentös-toxische Retrobulbärneuritis (Teilform)
Medikamentös-toxische Sehstörung (Umgangssprache)
Medikamentös-toxische Neuropathie des Sehnerven

Sehnervenschädigung durch Medikamente, die klinisch je nach Schweregrad und Lokalisation der Schädigung zu Visusverfall und Gesichtsfelddefekten (vor allem Zentralskotom) unterschiedlichen Ausmaßes bis zur Erblindung führen kann. Kennzeichnend ist beidseitiger Befall. Am Fundus kann man im akuten Stadium verwaschene Papillengrenzen und zum Teil streifenförmige Blutungen bei Papillenprominenz, später eine temporale oder totale Abblassung als Folge einer Sehnervenatrophie vorfinden. Die Sehstörungen sind nach Ausschaltung der Intoxikation selbst bei Atrophie besserungsfähig.
Als Ursachen kommen vor allem folgende Medikamente in Betracht: Chinin, Chloramphenicol, cis-Platin, Clioquinol, Disulfiram, Emetin, Ethambutol, Goldpräparate, Hydroxychinolin- und Hydroxychinaldinderivate, Isoniazid (INH), MAO-Hemmer, Mutterkornalkaloide, Nitrofurantoin, Optochin, Penicillamin, Vincristin.
Pathologisch-anatomisch handelt es sich entweder um eine primär-toxisch bedingte Demyelinisierung und axonale Schädigung oder um eine sekundäre, oft vaskulär bedingte Degeneration im Verlauf des N. opticus.

D: Subakute Myelo-optico-Neuropathie
E: Subacute myelo-optic neuropathy

Synonyme: SMON
Jodhydroxychinolin-Neuropathie (Teilform)
Clioquinol-Neuropathie (Teilform)

Unter Einnahme von Chlorjodhydroxychinolin auftretendes neurologisches Krankheitsbild. Klinisch akut bis subakut einsetzende, zunächst symmetrisch-sensible →Polyneuropathie mit starken Parästhesien ausschließlich an den unteren Extremitäten. Motorische Lähmungen können bis zur Paraparese der Beine mit spastischen Zeichen gehen. Sehstörungen, vorzugsweise nach Art eines Zentralskotoms, können zur Erblindung führen.
Diagnostisch wegweisend ist eine gelegentliche Grünfärbung der Zungenschleimhaut, des Harns und Stuhlgangs, die auf der Bildung eines grünen Chelates der Substanz mit dreiwertigem Eisen beruht.
Pathologisch-anatomisch Nervenzelluntergang in den Hinterwurzelganglien vor allem des Brust- und Lumbosakralmarkes, starke absteigende Degeneration der medialen Hinterstränge im Halsmark, Ganglienzellausfälle in den medialen Hintersträngen und spinozerebellare Degeneration. Die motorischen Vorderhornzellen und die peripheren Nerven erscheinen weniger deutlich geschädigt; die Muskelatrophie zeigt ein neurogenes Muster. In der Retina werden die Neurone der inneren Ganglienzellage unterschiedlich stark geschädigt. Die Degeneration der Optikusfasern ist distal akzentuiert.

Anmerkung: Das Krankheitsbild ist in Japan mit dem Verbot der Substanz als Therapeutikum erheblich zurückgegangen.

D: Medikamentös-toxische Innenohrschwerhörigkeit
E: Toxic medicamentous labyrinthine deafness

Innenohrschwerhörigkeit durch Medikamente, die nach Beendigung der Behandlung nur teilweise reversibel ist. Als potentiell ototoxisch gelten vor allem folgende Aminoglykoside: Amikazin, Gentamycin, Kanamycin, Neomycin, Framycetin (Neomycin B), Paromomycin, Sisomycin, Dihydro-Streptomycin, Streptomycin, Tobramycin; Arsenpräparate: Atoxyl, Arsetacin und Salvarsan; ferner das Fenoprofen, Capreomycin, Chinin, Chloroquin, Chloroform, cis-Platin, Furosemid, Goldsalze, Indomethazin, Kaliumjodid, Jodoform, Mechlorethamin, Ethacrynsäure, Ristozetin, Salizylate, Vancomycin und Viomycin.
Pathologisch-anatomisch liegt eine Schädigung der Haarzellen des Corti-Organs und der Ganglienzellen des Ganglion spirale cochleae zugrunde.

D: Medikamentös-toxische Vestibulopathie
E: Toxic medicamentous vestibulopathy

Synonyme: Medikamentös-toxische Gleichgewichtsstörung
Medikamentös-toxische Vertigo

Störung des peripheren Vestibularapparates durch Medikamente, die sich in systematischem Schwindel und Gleichgewichtsstörungen sowie bei peripher-vestibulärer Unter- bis Unerregbarkeit bei der Vestibularisprüfung äußert. Bei langsamer Entwicklung kann die Schädigung klinisch stumm verlaufen und erst bei einer gezielten Vestibularisprüfung entdeckt werden. Reversibilität ist nur partiell möglich und hängt vom Schweregrad der primären Schädigung ab. Gleichgewichtsstörungen werden im Laufe der Zeit durch zentrale Ausgleichsmechanismen kompensiert.

Als potentiell vestibulotoxisch gelten folgende Aminoglykoside: Amikazin, Gentamycin, Kanamycin, Neomycin, Framycetin (Neomycin B), Paromomycin, Sisomycin, Dihydro-Streptomycin, Streptomycin, Tobramycin; ferner Capreomycin, Chloroquin, Furosemid, Isoniazid (INH), Vancomycin und Viomycin.

Pathologisch-anatomisch liegt der Vestibulopathie ein Verlust der Zellen des vestibulären Sinnesepithels zugrunde.

D: Indomethacin-Polyneuropathie
E: Neuropathy due to indometacin

Synonym: Indomethazin-Polyneuritis (irreführend)

Sehr seltene, symmetrisch-sensomotorische oder vorwiegend motorische → Polyneuropathie.
Die Nervenleitgeschwindigkeit ist vermindert.

D: Gold-Intoxikation

Siehe Abschnitt „Intoxikationen durch Metalle und Metallverbindungen“; dort auch Gold-Polyneuropathie und Gold-Enzephalopathie.

D: Ergotamin-Polyneuropathie
E: Neuropathy due to ergotamine

Synonyme: Mutterkorn-Polyneuropathie
Polyneuropathie bei Ergotismus
Ergotamin-Polyneuritis (irreführend)

Symmetrische, sensomotorische → Polyneuropathie, die nach langer und exzessiver Einnahme von Ergotamin auftritt und sich nach Absetzen der Medikation wieder voll zurückbildet. Pathogenetisch wird ein Angiospasmus angenommen.
Pathologisch-anatomisch Gefäßwandveränderungen.

D: Multiple Neuropathie durch Antikoagulantien
E: Multiple neuropathy due to anticoagulants

Synonyme: Multiple Antikoagulantien-Neuropathie
Mononeuropathie durch Antikoagulantien (Teilform)

Funktionsausfall eines oder mehrerer peripherer Nerven nach Blutungen in die Nervenscheide oder in das die Nerven umgebende Gewebe unter Einnahme von Antikoagulantien. Kennzeichnend sind heftige Schmerzen im Beginn. Schlechte Remissionstendenz.

D: Natriumzyanat-Polyneuropathie
E: Neuropathy due to sodium cyanate

Synonym: Natriumzyanat-Polyneuritis (irreführend)

Symmetrische sensible oder sensomotorische → Polyneuropathie infolge Behandlung mit Natriumzyanat bei Sichelzellanämie.
Pathologisch-anatomisch axonale Degeneration und/oder primäre Demyelinisierung.

D: Amphetamin-Polyneuropathie
E: Neuropathy due to amphetamine

Synonyme: Amphetamin Mononeuropathie (Teilform)
Amphetamin-Polyneuritis

Sensible oder sensomotorische Neuropathie vom Typ der → Mononeuropathia multiplex nach intravenöser Gabe von Amphetamin. Gute Rückbildung nach Absetzen des Medikaments.
Pathologisch-anatomisch Merkmale einer toxisch-allergischen Angiitis (Hypersensitivitäts-Angiitis) mit sekundärer Nervenfaserdegeneration.

D: Akute Disulfiram-Intoxikation
E: Acute intoxication due to disulfiram

Synonyme: Akute Antabus®-Intoxikation
Tetraäthylthiuramdisulfid-Intoxikation
Exogene Psychose durch Disulfiram (Teilform)

Das akut auftretende Krankheitsbild kann in schweren Fällen zu extrapyramidalen Hyperkinesen und/oder zu einer exogenen Psychose bis hin zu Bewußtseinsverlust mit Atemstörungen führen. (Siehe auch: Disulfiram-Polyneuropathie, Disulfiram-Myopathie und Faltentintling-Intoxikation.)

D: Disulfiram-Polyneuropathie
E: Neuropathy due to disulfiram

Synonyme: Antabus®-Polyneuropathie
Disulfiram-Polyneuritis (irreführend)
Antabus®-Polyneuritis (irreführend)

Unter langdauernder Einnahme von Disulfiram (meist mehr als 1 g täglich) sich entwickelnde, vorwiegend sensible, z. T. auch motorische → Polyneuropathie, die nach Absetzen des Medikamentes oft nur unvollständige Remission zeigt. Schon zu Beginn quälende Parästhesien an den Füßen und/oder (weniger häufig) an den Händen. Nicht selten Beteiligung des N. opticus (siehe auch: medikamentös-toxische Optikusneuropathie).
Leichte Verminderung der motorischen Nervenleitgeschwindigkeit.
Pathologisch-anatomisch distal betonte axonale Degeneration.

D: Disulfiram-Myopathie
E: Myopathy due to disulfiram

Muskelschädigung durch langdauernde Einnahme von Disulfiram, vor allem mit Schwäche und Atrophie der Beckenmuskeln und der proximalen Muskelgruppen der unteren Extremitäten, seltener der des Schultergürtels oder der distalen Muskeln.
Pathologisch-anatomisch in wechselndem Ausmaß Lipidablagerung in Muskelfasern und degenerative Veränderungen bis zur Nekrose. Häufig gleichzeitiges Auftreten mit einer Polyneuropathie.

D: Medikamentös bedingtes Parkinson-Syndrom
E: Drug induced parkinsonism

Synonyme: Medikamentöses hypokinetisches Syndrom
Phenothiazin-Parkinsonismus (Teilform)
Neuroleptika-Parkinsonismus
Pseudoparkinsonismus (obsolet)

Unter der Behandlung mit Neuroleptika sowie (seltener) auch Thymoleptika auftretender Symptomenkomplex mit Rigor, Hypokinese, Ruhetremor sowie Salbengesicht und vermehrtem Speichelfluß. Die individuelle Disposition ist verschieden. Hohe Dosen können innerhalb von 24 Stunden zu ersten Symptomen führen; bei gewöhnlicher Medikation treten nach 2 bis 3 Wochen erste Zeichen auf. Frühsymptom sind fehlende Mitbewegungen der Arme beim Gehen. Nach Absetzen der Medikation können die Symptome bis zu 3 Monate lang persistieren.
Pathologisch-anatomisch degenerative Nervenzellveränderungen und Zelluntergänge mit Schwerpunkt der Läsion in den Stammganglien und im Mittelhirn.

D: Pseudotumor cerebri durch Medikamente
E: Benign intracranial hypertension

Synonyme: Benigne intrakranielle Hypertension
Pseudotumor cerebri durch Tetracycline (Teilform)
Pseudotumor cerebri durch Vitamin-A-Überdosierung (Teilform)
Pseudotumor cerebri durch hormonale Antikonzeptiva (Teilform)
Pseudotumor cerebri durch Kortikosteroide (Teilform)

Hirndrucksteigerung, die im Laufe einer längeren Behandlung mit Tetracyclinen, bei Vitamin-A-Überdosierung, hormonalen Antikonzeptiva und Kortikosteroiden beobachtet wurde. Vor allem bei Kindern sind Kopfschmerzen, Schwindel, Nackensteife, Übelkeit, Erbrechen und Sehstörungen beschrieben worden. Es kommt zu Papillenödem (Stauungspapille) mit kleinen peripapillären Blutungen und Vergrößerung des blinden Flecks. Der neurologische Befund ist im übrigen unauffällig.

D: Perhexilin-Polyneuropathie
E: Neuropathy due to perhexiline

Synonyme: Perhexilin-Polyneuroradikulopathie
Pexin-Polyneuropathie

Symmetrische, vorwiegend motorische →Polyneuropathie. Anfangs überwiegend Störungen der Oberflächen- und Tiefensensibilität mit starken Parästhesien und gelegentlich brennenden Spontanschmerzen an Händen und Füßen. Bald hinzutretende atrophische Paresen befallen in der Mehrzahl der Fälle die Oberschenkelmuskulatur stärker als die distale Beinmuskulatur. Nach Absetzen der Medikation relativ rasche, wenn auch nicht immer vollständige Rückbildung der Schädigungen.
Die Nervenleitgeschwindigkeit ist oft stark herabgesetzt. Im Liquor fast regelmäßig Gesamteiweißvermehrung.
Pathologisch-anatomisch liegt in der Muskulatur eine neurogene Atrophie, in peripheren Nervenfaserbündeln Abbau bis Verminderung der großkalibrigen, markhaltigen Nervenfasern vor. Ultrastrukturell Schwannzelldegeneration und Axonschädigung mit charakteristischen Anhäufungen lysosomaler Residualkörper verschiedenen Typs.

D: Amiodaron-Polyneuropathie
E: Neuropathy due to amiodarone

Synonym: Amiodaron-Myopathie (Teilform)

Unter Langzeitbehandlung beobachtete sensomotorische →Polyneuropathie mit ausgeprägten distalen Muskelatrophien. Lange Rückbildungsdauer.
Pathologisch-anatomisch distal akzentuierter Untergang vorwiegend der dicken markhaltigen Nervenfasern. Histopathologisch ist auch myogene Muskelschädigung mit Anhäufung autophagischer Vakuolen und lysosomaler Residualkörper nachweisbar.

D: Hydralazin-Polyneuropathie
E: Neuropathy due to hydralazine

Selten beobachtete, distal akzentuierte, anfangs fast rein sensible, in fortgeschrittenen Stadien symmetrische, sensomotorische →Polyneuropathie. Die distalen Hypästhesien können mit brennenden Spontanschmerzen vergesellschaftet sein. Bei schwerer Ausprägung Hinzutreten distaler atrophischer Paresen.

D: Propylthiouracil-Polyneuropathie
E: Neuropathy due to propylthiouracil

Synonym: Propylthiouracil-Polyneuritis (irreführend)

Seltene, symmetrische sensible →Polyneuropathie mit im Vordergrund stehenden Parästhesien an den Extremitäten sowie im Trigeminusbereich.

D: Gelegenheitsanfälle durch Medikamente
E: Occasional seizures due to drugs

Selten und nur unter besonderen Bedingungen auftretende generalisierte tonisch-klonische Anfälle.
Zu den auslösenden Medikamenten gehören u. a. Aminophyllin, Disulfiram, Penicillin intravenös, Metrizamid, Lidocain, trizyklische Antidepressiva, Chlorpromazin, Isoniazid und MAO-Hemmer sowie wasserlösliche Kontrastmittel bei intrathekaler Applikation.
Auftreten vor allem bei erhöhter Anfallsbereitschaft. Auch der Entzug sedativer Medikamente kann zu generalisierten tonisch-klonischen Anfällen führen.

D: Dopamin-Intoxikation
E: Intoxication due to dopamine

Synonyme: l-Dopa-Intoxikation
Dihydroxyphenylalanin-Intoxikation

Unter Dopamingabe auftretende, dosisabhängige Medikamentennebenwirkung mit individuell unterschiedlicher Empfindlichkeit. Es lassen sich 3 Gruppen unterscheiden:

1. Neurovegetative Störungen mit Intoleranzerscheinungen des Gastrointestinaltrakts, gekennzeichnet durch Appetitlosigkeit, Übelkeit, Erbrechen, Obstipation oder Diarrhöe sowie mit kardiovaskulärer Dysregulation mit Hypotonie, Kollapsneigung, Schwindel und Herzrhythmusstörungen wie Tachykardie.
2. Psychische Störungen, die von vermehrten Alp- und Tagträumen über ängstliche Agitiertheit bis zum Vollbild einer exogenen Psychose mit z.T. deliranter Färbung reichen (Dopamin-Psychose).
3. Extrapyramidale Hyper- und Dyskinesien, die mit zunehmender Behandlungsdauer häufiger werden und nach mehrjähriger Behandlung bei 80 bis 90% der Behandelten in unterschiedlicher Ausprägung auftreten: Vor allem periorale Hyperkinesen, aber auch choreaähnliche und/oder athetotisch-dystone Bewegungsabläufe am ganzen Körper. Es kann zu einem intermittierenden Wechsel von Hyperkinese und völliger Bewegungsblockierung kommen (On-Off-Phänomen).

D: Methimazol-Polyneuropathie
E: Neuropathy due to thiamazole

Synonym: Thiamazol-Polyneuropathie

Sehr seltene, symmetrische sensible →Polyneuropathie mit guter Rückbildungstendenz der Symptomatik nach Absetzen der Medikation.

D: Misonidazol-Polyneuropathie
E: Neuropathy due to misonidazole

Synonym: 2-Nitroimidazol-Polyneuropathie

Sehr seltene, vorwiegend symmetrisch-sensible, nur ausnahmsweise sensomotorische →Polyneuropathie. Der Schweregrad ist abhängig vom Zeitraum der Einnahme und der Gesamtdosis und reicht von leichten Störungen bis zu schweren Ausfällen mit meist nur langsamer Rückbildung der Symptomatik nach Absetzen der Medikation.
Die Nervenleitgeschwindigkeit ist leicht bis mäßig verzögert.
Pathologisch-anatomisch primäre distale axonale Degeneration mit zum Teil De- und Remyelinisation, entsprechend einer „Dying-back"-Neuropathie. Ultrastrukturell Axonschwellung, Vermehrung der Neurofilamente, Verschmälerung und Verlust der Markscheiden.

D: Spritzenlähmung
E: Paresis due to injection

Synonyme: Injektionsschädigung
Spritzenlähmung des N. medianus (Teilform)
Spritzenlähmung des N. ischiadicus (Teilform)
Spritzenlähmung des N. glutaeus superior (Teilform)

Schädigung eines peripheren Nervs - meist des N. ischiadicus, seltener des N. glutaeus superior, des N. medianus in der Ellenbeuge oder eines anderen Nerven durch Nebenwirkung einer Injektion von Medikamenten in Form einer mechanischen Schädigung durch die Nadelspitze, infolge neurotoxischer Wirkung des Medikaments oder mittelbarer ischämischer Nervenläsion mit Thrombose der Vasa nervorum sowie Fremdkörperreaktion. Klinisch gekennzeichnet durch unmittelbare Parese im Anschluß an die Injektion meist ohne Schmerzen. Brennender Sofortschmerz kann jedoch vorkommen; später Kausalgien, oft mit sehr intensiven Schmerzen, und Störung der Schweißreaktion.
Nur durch sofortige therapeutische Maßnahmen können eventuelle Spätschäden vermieden oder abgemildert werden.

D: Medikamentös-toxische amnestische Episode
E: Medicamentous toxic amnestic episode

Nach Einnahme von Oxychinolin, Tranquillizern, Alkohol sowie nach Inhalation von Kohlenmonoxid plötzlich einsetzender, meist Stunden anhaltender Ausnahmezustand mit einer akuten, schweren Störung der Merkleistung und einer unterschiedlich ausgedehnten, retrograden Amnesie bei erhaltener Wachheit.
Die für nicht-toxische amnestische Episoden charakteristischen Fragestereotypien der ratlosen Patienten können fehlen.

7. Intrathekal applizierte, wasserlösliche Kontrastmittel

D: Postmyelographische Arachnopathie
E: Postmyelographic arachnopathy

Synonyme: Adhäsive Arachnoiditis (Klinikjargon)
Arachnitis (Klinikjargon)

Selten nach Myelographien auftretende Adhäsionen der Nervenwurzeln mit dem Duralsack. Radiologisch scheinbar leerer Subarachnoidalraum und fehlende Nervenwurzeldarstellung. Die Nervenwurzeltaschen sind plump und verkürzt. Klinisch inkonstant radikuläre Schmerzen ohne andere Ursache. Kommt bei modernen nichtionischen Kontrastmitteln nicht mehr, bei ionischen Kontrastmitteln sehr selten vor.

D: Postmyelographischer Gelegenheitsanfall
E: Occasional seizure due to myelography

Synonyme: Postmyelographischer generalisierter tonisch-klonischer Anfall
Postmyelographische Epilepsie (falsch)

Meist einzelner generalisierter tonisch-klonischer Anfall, der gewöhnlich Stunden nach der Myelographie auftritt. Gelegentlich gehen Myoklonien voraus. Sogar bei modernen nichtionischen Kontrastmitteln noch vereinzelt vorkommend.

D: Postmyelographische motorische Reizerscheinungen
E: Motor irritations due to myelography

Synonyme: Spinale Krampfanfälle (irreführend)
Myoklonische Spasmen (irreführend)

Während oder bis zu einigen Stunden nach einer Myelographie auftretende Myoklonien oder Crampi. Sogar bei modernen nichtionischen Kontrastmitteln noch vereinzelt vorkommend.
Offenbar direkte toxische Wirkung auf die Vorderhornzellen des Rükkenmarks.

D: Reversibles Psychosyndrom nach Myelographie
E: Reversible psycho-organic psychosis following myelography

Synonyme: Exogene Psychose nach Myelographie
Postmyelographische exogene Psychose

Wenige Stunden nach einer Myelographie treten selten, und dann meist nach prodromalen vegetativen Erscheinungen (Schwitzen, Nausea), Veränderungen der Affektivität und der Bewußtseinslage auf. Wahrnehmung, Orientierung und Konzentration sind gestört. Gelegentlich Halluzinationen und motorische Unruhe. Die Störungen klingen nach 24 bis 48 Stunden folgenlos ab. Sogar bei modernen nichtionischen Kontrastmitteln noch vereinzelt vorkommend.

VIII. Intoxikationen durch bakterielle, pflanzliche und tierische Gifte

1. Bakterielle Toxine

D: Botulismus
E: Botulism

Synonym: Kerner-Krankheit

Nahrungsmittelvergiftung vor allem durch Verzehr von Gemüse-, Fleisch- oder Fischkonserven, die Toxin von *Clostridium botulinum* enthalten. Nach Stunden bis Tagen Auftreten von Schwindel, Speichelfluß, dann Mundtrockenheit, Obstipation oder Diarrhöen. Manchmal stärkere vegetative Erscheinungen bis zu Blutdruckabfall, Herzstillstand und Atemdepression. Nach weiteren 12 bis 36 Stunden rein motorisches Hirnnervensyndrom, oft mit Mydriasis und Akkomodationslähmung. Bei besonders schweren Vergiftungen zusätzlich Interkostalmuskelparese und reines motorisches Tetraplegie-Syndrom.
Pathophysiologisch: Blockierung der Impulsübertragung an den motorischen Endplatten und an den parasympathischen Synapsen.

D: Tetanus
E: Tetanus

Synonym: Wundstarrkrampf

Erkrankung durch Eindringen von *Clostridium tetani* in den Organismus nach Verletzungen. Vermehrung unter anaeroben Bedingungen und Produktion von Exotoxinen. Klinisch nach Tagen bis Wochen Mattigkeit, Kopfschmerzen, oft Spannungsgefühl in Kiefer- und Halsmuskulatur, seltener in der Umgebung der Verletzung (lokaler Tetanus). Bei schweren Fällen nach Tagen Vollbild mit Kontraktionen der quergestreiften Muskulatur des Gesichts (Trismus, Risus sardonicus), des Nackens (Opisthotonus), des Rumpfes und der Extremitiäten.
Schon durch geringe äussere Reize anfallsartige Steigerung der abnormen Muskelspannung. Hyperthermie, Ateminsuffizienz und Herz-Kreislaufstörungen.
Im EMG anfangs Verkürzung oder Aufhebung der postreflektorischen Innervationsstille, später Daueraktivität.
Das Toxin vermindert die synaptische Tätigkeit der hemmenden spinalen Interneurone, greift darüberhinaus direkt an den motorischen Endplatten an.

D: Diphtherie-Polyneuropathie
E: Diphtheric polyneuropathy

Synonyme: Diphtherische Polyneuropathie
Diphtherie-Polyneuritis (irreführend)

→ Polyneuropathie, hervorgerufen durch das Exotoxin des *Corynebacterium diphtheriae.* Enge Korrelation zwischen Schweregrad der Diphtherie und Ausprägung der Polyneuropathie.
Bei der Rachen-Diphtherie normierter Verlauf: zunächst Entwicklung eines unteren Hirnnervensyndroms, vor allem mit Gaumensegel- und Schlundmuskelparesen. In schweren Fällen nach Tagen auch oberes Hirnnervensyndrom, vor allem mit sensiblen Störungen um Mund und Nase (Söldersche Linien), Akkommodationslähmung und Fazialisparese. Höhepunkt des unteren und oberen Hirnnervensyndroms um den 45. Krankheitstag. Die Rückbildung entspricht zeitlich der Entwicklung. Etwa gleichzeitig mit den Hirnnervenausfällen in schweren Fällen Atemmuskellähmungen. Bei Kranken mit unterem und oberem Hirnnervensyndrom meist noch vor dem Höhepunkt der Hirnnervenausfälle Beginn eines symmetrischen Polyneuropathie-Syndroms an den Extremitäten (sogenanntes Tetraplegie-Syndrom). Gefahr einer aufsteigenden Landryschen Paralyse. Paresen oft proximal, Sensibilitätsstörungen immer distal betont. Höhepunkt um den 90. Tag; Störung jenseits des 135. Tages meist wieder abgeklungen. Leichte distale Defekte nur in schwersten Fällen. Kernstück der übrigen Diphtherie-Manifestationen (etwa Wund-Diphtherie) am ehesten Akkommodationslähmung und Tetraplegie-Syndrom.
Im späten Stadium im Liquor oft geringfügige Eiweißvermehrung. Nervenleitgeschwindigkeit erheblich herabgesetzt.
Pathologisch-anatomisch steht die segmentale Entmarkung im Vordergrund.

2. Pilzgifte

D: Fliegenpilz-Intoxikation
E: Intoxication due to amanita muscaria

Synonyme: Fliegenpilz-Vergiftung
Pantherina-Syndrom

Durch den Genuß von Fliegenpilzen (*Amanita muscaria*), die neben kleinstenen Mengen Muskarin (Vagus-Reizstoff) auch das Alkaloid Muscimol enthalten, das eine „atropinartige" Wirkung entfaltet, kommt es wenige Stunden nach dem Pilz-Genuß zum „Pantherina-Syndrom", das durch ein sehr flüchtiges Muscarin-Syndrom und ein ausgeprägtes Atropin-Syndrom gekennzeichnet ist. Es kommt zu starken Erregungszuständen bis zu Tobsuchtsanfällen, Halluzinationen, deliranter Verwirrtheit, generalisierten tonisch-klonischen Anfällen und Myoklonien. Daneben können Mydriasis, Akkomodationsschwäche, rote trockene Haut, trockene Schleimhäute, Tachykardie, Hyperthermie und Tremor bestehen. Häufig Ausgang in tiefen Schlaf mit fehlender Erinnerung für das Vorgefallene. Selten letal.

D: Pantherpilz-Intoxikation
E: Intoxication due to amanita pantherina

Synonyme: Pantherpilz-Vergiftung
Pantherina-Syndrom

Vergiftung durch Genuß von Pantherpilzen (*Amanita pantherina*). Symptome gleichen denen der Fliegenpilzvergiftung, sind aber meist stärker ausgeprägt; Todesfälle kommen häufiger vor (10 bis 20%).

D: Knollenblätterpilz-Intoxikation
E: Intoxication due to amanita phalloides

Synonyme: Knollenblätterpilz-Vergiftung
Phalloidin-Vergiftung
Amanitin-Vergiftung
Phalloides-Syndrom

Die Knollenblätterpilze, z.B. der grüne Knollenblätterpilz oder grüne Giftwulstling (*Amanita phalloides*), der weiße Knollenblätterpilz oder Frühlingswulstling (*Amanita verna*) oder der spitzhütige Knollenblätterpilz oder kegelige Wulstling (*Amanita virosa*) sowie der nur in Nordamerika vorkommende *Amanita tenuifolia* enthalten giftige Cyclopeptide, vor allem das Phalloidin und das α-Amanitin, so daß es beim Genuß dieser Pilze zu einer schweren Schädigung aller parenchymatösen Organe kommt. Der Tod tritt meistens durch Schädigung der Leber, des Herzens und des Vasomotorenzentrums ein. Nach einer Latenzzeit von 5 bis 24 Stunden kommt es zu schwerem Erbrechen und Cholera-artigen Durchfällen, die zu einem massiven Wasser- und Kochsalzverlust führen. Das Nervensystem ist nur sekundär betroffen. Bei Kindern können die zentralnervösen Störungen schon am ersten Tag der Vergiftung auftreten. Es kommt zu Bewußtseinsstörungen, deliranter Unruhe und generalisierten tonisch-klonischen Anfällen.

D: Intoxikation durch muskarinhaltige Pilze
E: Intoxication due to toadstools containing muscarine

Synonyme: Inocybe-Vergiftung
Rißpilz-Vergiftung
Muskarin-Intoxikation
Muskarin-Syndrom

Vergiftung durch Genuß von Inocybe-Pilzen: rübenstichiger Rißpilz (*Inocybe napipes*), kegeliger geschweifter Rißpilz (*Inocybe fastigiata*), ziegelroter Rißpilz (*Inocybe Patouillardi*), weißer Feldtrichterling (*Clitocybe dealbata*) und Bachtrichterling (*Clitocybe rivulosa*). Die toxische Substanz ist bei allen diesen Pilzen das Alkaloid Muskarin. Innerhalb von zwei Stunden auftretende Symptome sind Hitzegefühl, Speichel- und Tränenfluß, Schweißausbruch, Übelkeit, Erbrechen, Kopfschmerzen, Sehstörungen (Akkomodationskrampf), Darmkrämpfe, Diarrhöe, manchmal Bronchospasmus mit Dyspnoe, ferner Bradykardie, Blutdruckabfall und Schock. Selten letal.
Spezifisches Antidot: Atropin.

D: Intoxikation durch psylocybinhaltige Pilze und Erdnüsse

E: Intoxication due to toadstools containing psilocybine and peanuts

Synonyme: Psilocybin-Intoxikation
Psilocybe-Vergiftung
Drogenpilz-Vergiftung

Krankheitserscheinungen, hervorgerufen durch *Psilocybe*-Pilze, die in den gemäßigten und tropischen Zonen der nördlichen und südlichen Hemisphäre verbreitet sind, wie z. B. der grünlich verfärbende Rißpilz (*Inocybe aeruginascens*), der schwarze Düngerling (*Panaeolus ater*) und der spitzkegelige Kahlkopf (*Psilocybe similanceata*). Innerhalb von 30 Minuten bis zwei Stunden treten Kopfschmerzen, Benommenheit, Kribbeln am ganzen Körper, Kältegefühl, Mydriasis, Bradykardie, Blutdruckabfall, Schwindel und Bauchschmerzen auf. Dazu kommen Perzeptionsstörungen mit farblichen und formlichen Verzerrungen und kaleidoskopartigen Puzzles, optischen Halluzinationen, Angst, Agitiertheit, Depersonalisationsphänomene, Störung des Zeitgefühls. In schweren Fällen auch Fieber und generalisierte tonisch-klonische Anfälle.
Toxische Substanz ist vor allem das Psilocybin und Psilocin.

D: Faltentintling-Intoxikation
E: Intoxication due to coprinus atramentarius

Synonyme: Faltentintling-Vergiftung
Antabus®-Syndrom
Azetaldehyd-Syndrom

Der Faltentintling (*Coprinus atramentarius*) ist an sich ungiftig; in Kombination mit alkoholischen Getränken (auch nach zwei bis drei Tagen) kann es aber zu einer Vergiftung kommen, die der Disulfiram-Intoxikation entspricht. Durch das im Pilz enthaltene Coprin, das die Acetaldehydoxydase hemmt, kommt es zur Acetaldehyd-Vergiftung mit Gesichtsrötung (flush), Rötung der Konjunktiven, Kopfschmerzen, Ohrensausen, Übelkeit, Erbrechen, Schwitzen, Dyspnoe, Tachykardie, Druckgefühl auf der Brust, Herzklopfen, Parästhesien, metallischem Geschmack, Absinken des Blutdrucks bis zum Kollaps. Verlauf selten letal.

D: Lorchel-Intoxikation
E: Intoxication due to helvella esculanta

Synonyme: Gyromitrin-Vergiftung
Frühjahrslorchel-Vergiftung

Vergiftung durch Genuß von Frühjahrslorchel (*Helvella esculenta*), die in den gemäßigten Zonen der nördlichen und südlichen Hemisphäre vorkommen. Toxische Substanz ist das Gyromitrin. Es wird beim Trocknen zerstört und geht beim Kochen in das Kochwasser über. Nach 5 bis 8 auch noch bis zu 24 Stunden kommt es zu einer schweren Gastroenteritis mit Erbrechen und Durchfällen. In schweren Fällen können Doppelbilder, ataktische Störungen, Nystagmus, Mydriasis und dysarthrische Störungen auftreten. In der Folge kann es zu schwerer Leberschädigung mit Ikterus und eventuell zu Übergang in eine akute gelbe Leberdystrophie mit Koma, terminalen Krämpfen und Lähmungen kommen. Im übrigen gleicht das klinische Bild weitgehend dem der Knollenblätterpilz-Vergiftung.

3. Sonstige pflanzliche Gifte

D: Cytisin-Intoxikation
E: Intoxication due to cytisine

Synonym: Goldregen-Vergiftung

Nikotinartiges Vergiftungbild, verursacht durch das Alkaloid Cytisin, das in Blättern, Blüten und Rinde von Goldregen (*Laburnum anagyroides und alpinum*) und Stechginster (*Laburnum cytisus*) vorkommt. Das weitgehend der Nikotinvergiftung gleichende klinische Bild ist durch schon nach einer Viertel- bis einer Stunde auftretende Salivation, Mydriasis, Schwindel, Schweißausbruch, Brennen in Mund und Rachen und durch ein sehr schweres, zentral bedingtes Erbrechen gekennzeichnet. Es kann ferner auch zu Delirien, Erregungszuständen und tonisch-klonischen Anfällen kommen. In schweren Fällen Auftreten von Lähmungen und Tod durch Atemlähmung.

D: Nikotin-Intoxikation

Siehe Abschnitt „Intoxikationen durch Pestizide“.

D: Solanazeen-Intoxikation
E: Intoxication due to solanaceae

Synonyme: Tollkirschen-Vergiftung
Belladonna-Intoxikation

Vergiftung durch die Solanazeen-Alkaloide Hyoscyamin (L-Atropin) und Hyoscin (Scopolamin) aus Beeren, Blättern und Wurzeln der Tollkirsche (*Atropa belladonna*), aus Samen, Blättern und Blüten des Stechapfels (*Datura stramonium*) und aus Blättern, Wurzeln und Samen des schwarzen Bilsenkrautes (*Hyoscyamus niger*) oder durch Belladonna- und Stramonium-haltige Medikamente. Ähnliche Wirkungen rufen die Kartoffelpflanze (*Solanum tuberosum*), der bittersüße Nachtschatten (*Solanum dulcamara*), der schwarze Nachtschatten (*Solanum nigrum*), der Bocksdorn (*Lycium halimifolium*) und die Giftbeere (*Nicandra physaloides*) hervor. Klinisch finden sich Rötung des Gesichts, Trockenheit der Schleimhäute, Mydriasis und Tachykardie. Des weiteren können Unruhe, Muskelschwäche, Koordinationsstörungen, Halluzinationen, Delirien, Apathie und Koma auftreten. Selten sind Miktionsstörungen, Lungenödem und generalisierte tonisch-klonische Anfälle.
Vorwiegend parasympathikolytische und ganglioplegische Effekte, zentrale Erregungs- und Lähmungserscheinungen infolge kompetitiver Verdrängung des Acetylcholins vom Rezeptor.

D: Spartein-Intoxikation
E: Intoxication due to sparteine

Synonyme: Lupinin-Intoxikation
Lupinidin-Intoxikation

Vergiftung durch die Alkaloide Spartein und Lupinidin des Besenginsters (*Sarothamnus scoparius*) oder der gelben Lupinen (*Lupinus luteus*). Klinisches Bild: siehe Koniin-Intoxikation.

D: Koniin-Intoxikation
E: Intoxication due to coniine

Synonyme: 2-Propyl-Piperidin-Intoxikation
Coniin-Intoxikation

Vergiftung durch das Alkaloid Koniin des gefleckten Schierlings (*Conium maculatum*) oder der Hundspetersilie (*Aethusa cynapium*). Symptome sind rasch einsetzende Salivation, Übelkeit, Erbrechen, später Trockenheit der Mundschleimhaut, Durst, Heiserkeit, Durchfall, Seh- und Hörstörung, Hypothermie, Bradykardie, Arrhythmie. Aufsteigende Lähmungen bis zur Atemlähmung bei vollem Bewußtsein (kurareartige periphere und spinale zentrale Lähmungen).

D: Kolchizin-Intoxikation
E: Intoxication due to colchicine

Synonym: Herbstzeitlosen-Vergiftung

Vergiftung durch das Alkaloid der Herbstzeitlose (*Colchicum autumnale*). Nach mehrstündiger Latenz kommt es zu einer akuten Gastroenteritis mit Erbrechen, Koliken, Tenesmen und wässrigen Durchfällen. Charakteristisch ist ein brennendes, kratzendes Gefühl in Mund und Rachen mit Schluckbeschwerden. Dazu können noch Dyspnoe, Zyanose, Tachykardie, Harndrang, Kollaps und Todesangst auftreten. Aber auch Sensibilitätsstörungen, aufsteigende Lähmungen, generalisierte tonisch-klonische Anfälle werden angetroffen. Bei chronischer Vergiftung Haarausfall, Leber- und Nierenschädigung.

D: Akonitin-Intoxikation
E: Intoxication due to aconitine

Synonyme: Eisenhut-Vergiftung
Delphinium-Intoxikation

Vergiftung durch das Alkaloid Akonitin des blauen Eisenhuts (*Aconitum napellus*) oder durch ähnlich wirksame Alkaloide (Delphinin, Delcosin, Delphokurarin u.a.) in Rittersporn-Arten (*Delphinum staphisagria*), gelbem Eisenhut (*Aconitum vulparia*), buntem Eisenhut (*Aconitum variegatum*), Torfgränke (*Chamaedaphne calyculata*) und Rosmarinheide (*Andromeda polifolia*).
Das klinische Bild besteht aus Parästhesien in Mund und Extremitäten, später Schmerzunempfindlichkeit sowie Gelb-Grün-Sehen, Ohrensausen, Kopfschmerz, Übelkeit, Erbrechen, Durchfall, Schwindel, Miosis oder Mydriasis, Schweißausbruch und charakteristischerweise Kältegefühl („Eiswasser statt Blut"), Hypothermie und arterieller Hypotonie. Zentrale Atemstörung, Bradykardie, Arrhythmie, möglicherweise Schmerzen, Tremor, Muskelzuckungen und generalisierte tonisch-klonische Anfälle sowie Lähmungen der Zungen- und Gesichtsmuskulatur, aber auch der Extremitäten können auftreten. Wird die Intoxikation überstanden, bleiben keine Dauerschäden zurück.

D: Veratrum-Intoxikation
E: Intoxication due to veratrum

Synonyme: Veratrismus
Sabadill-Vergiftung

Vergiftung durch das Alkaloidgemisch Veratrum aus dem *Semen sabadillae* der Schoenocanlon-Pflanze oder durch die Alkaloide Protoveratrum und Germerin des weißen Germer (*Veratrum album*), auch „weiße Nieswurz" genannt.
Symptomatik und Klinik wie →Akonitin-Intoxikation.

D: Ipecacuanha-Intoxikation

Siehe Abschnitt „Intoxikationen durch Arzneimittel" unter Emetin-Intoxikation.

D: Ergotismus
E: Ergotism

Synonyme: Secale-Vergiftung
Mutterkorn-Vergiftung
Mutterkornalkaloid-Vergiftung
Kribbelkrankheit
Holsteinische Bauernkrankheit
„Brotvergiftung" (historisch)
Ergotismus gangraenosus (Teilform)
Ergotismus convulsivus (Teilform)
Ergotismus spasmodicus (Teilform)

Heute seltene Vergiftung durch das Mutterkorn (*Secale cornutum*), das im Roggenmehl als Verunreinigung vorkommen kann. Verursacht durch die Alkaloide (Ergotoxin, Ergotamin, Ergometrin) des schwarzen Pilzes *Claviceps purpurea*, der Roggenkörner befällt. Symptome bei der akuten Vergiftung sind Übelkeit, Erbrechen, Leibschmerzen, Durchfall, Durst, Parästhesien in den Extremitäten, kalte Haut, Schwindel, Mydriasis, Tachykardie. Eventuell Tod durch Atem- oder Herzlähmung.
Bei chronischer Vergiftung läßt sich eine konvulsive Form mit schmerzhaften schweren Krämpfen und Kontrakturen der Beugemuskulatur mit Parästhesien, eventuell auch schweren zentralnervösen Störungen sowie intellektuellen und psychischen Veränderungen von einer gangränösen Form abgrenzen, die mit sehr schmerzhaften arteriellen Durchblutungsstörungen der Extremitäten einhergeht und zur Gangrän der befallenen Teile führen können. Vergleiche auch: Ergotamin-Intoxikation und Ergotamin-Polyneuropathie.

D: Lathyrismus
E: Lathyrism

Synonyme: Lathyrismus-Syndrom
Lathyrismus-Myelopathie (Teilform)
Neuro-Lathyrismus (Teilform)

Die in verschiedenen Lathyrus-Arten, vor allem in der Kichererbse (*Lathyrus sativus*) enthaltenen Proprionitrilderivate führen bei chronischem Genuß dieser Leguminosen zu motorischen und sensiblen Reizerscheinungen mit Zittern und Krämpfen sowie Schwächegefühl im Bereich der unteren Extremitäten, später zu spastischer Paraparese der Beine mit typischen Gangstörungen und faszikulären Zuckungen. Auch Blasen- und Mastdarmstörungen sowie Tremor des Kopfes, der Zunge und der Arme können hinzutreten.
Pathologisch-anatomisch finden sich Degenerationen der Pyramiden- und der zerebellaren Bahnen, der Hinterstränge und der motorischen Vorderhornzellen.

D: Intoxikation durch Pflanzen mit herzwirksamen Glykosiden
E: Intoxication due to plants containing cardio-active glycosides

Synonyme: Digitalis-Vergiftung
Glykosid-Intoxikation

Vergiftung, verursacht durch Alkaloide der Maiglöckchen (*Convallaria majalis*), des wolligen Fingerhuts (*Digitalis lanata*), des roten Fingerhuts (*Digitalis purpurea*), von Strophanthus-Arten (Familie *Apocyanaceae*), der schwarzen Nieswurz (*Helleborus niger*), des Frühlingsfeuerröschens (*Adonis vernalis*), des Pfaffenhütchens (*Euonymus europaeus*), des Oleanders (*Nerium oleander*) oder der Meerzwiebel (*Scilla maritima*). Klinisch kennzeichnend sind Übelkeit, Erbrechen, Durchfall, Schwindel, Sehstörungen (Farbsehen, Skotome), Kopfschmerzen, Ataxie, Erregungszustände, Delir. Beginnt mit Bradykardie und geht in Tachyarrhythmie (ventrikuläre Extrasystolen, Vorhof- oder Kammerflimmern) über.

D: Scillirosid-Intoxikation

Siehe Abschnitt „Intoxikationen durch Pestizide“.

D: Intoxikation durch Pflanzen mit Saponin-Glykosiden
E: Intoxication due to plants containing saponine glycosides

Synonyme: Saponin-Glykosid-Vergiftung
Saponin-Intoxikation
Favismus (Teilform)

Vergiftung durch Alpenveilchen (*Cyclamen europaeum*), Aronstab (*Arum maculatum*), Bucheckern (*Fagus silvatica*), Roßkastanie (*Aesculus hippocastanum*), Kornrade (*Agrostemma githago*), Eibe (*Taxus baccata*), Einbeere (*Paris quadrifolia*), Efeu (*Hedera helix*), Muskatnuß (*Semen myristicae*), Seidelbast (*Daphne mezereum*) sowie manche Bohnenarten, z.B. Saubohne (*Vicia faba).* Klinisches Erscheinungsbild: Übelkeit, Brechreiz, Erbrechen, Durchfall, Tenesmen, Schwindel, Ohrensausen, Kopfschmerzen, Dyspnoe, Nystagmus, Augenmuskellähmungen, Tremor, Muskelzuckungen, Ataxie, periphere und zentrale Lähmungen, Erregung, delirante Zustände und generalisierte tonisch-klonische Anfälle. Durch starke hämolytische Eigenschaften Hämaturie, Dysurie und Anurie.

D: Intoxikation durch Pflanzen mit Blausäure-Glykosiden

E: Intoxication due to plants containing hydrocyanic acid glycosides

Synonyme: Blausäure-Glykosid-Vergiftung
Cassava-Vergiftung (Teilform)

Vergiftung durch Pflanzen mit Blausäure-Glykosiden: Bittere Mandeln (*Prunus amygdalus*), Pfirsichkerne (*Prunus persica*), Aprikosenkerne (*Prunus armeniaca*), manche Bohnenarten, z. B. die indische Rangoon-, die Lima- oder Mondbohne (*Phaseolus lunatus* sive *liminsis*) sowie Zuckerhirse (*Sorghum*), bittere Pfeilwurzel (*Cassava*), Kirschlorbeer (*Prunus laurocerasus*), Leinsamen (*Semen lini* von *Linum usitatissimum*) und Bambussprossen. Symptome sind Wärme- und Schwindelgefühl, Hautrötung, Ohrensausen, Sehstörungen, Übelkeit, Erbrechen, Atemnot (bei rosiger Hautfarbe), generalisierte tonisch-klonische Anfälle sowie Atemlähmung. Siehe auch: Intoxikation durch Zyanide und Zyanwasserstoff.

D: Cicutoxin-Intoxikation
E: Intoxication due to cicutoxine

Synonyme: Zikutoxin-Vergiftung
Pikrotoxin-Intoxikation
Vergiftung durch „Altsitzer-Kraut“

Vergiftung durch den Wasserschierling (*Cicuta virosa*). Das klinische Bild zeigt Übelkeit, Erbrechen, Salivation, Gesichtsfeldeinschränkungen sowie allgemeine Schwäche, generalisierte tonisch-klonische Anfälle und Atemlähmung.

D: Strychnin-Intoxikation
E: Intoxication due to strychnine

Synonyme: Strychnin-Vergiftung
Strychninismus
Strychnismus

Akute Vergiftung durch das Alkaloid Strychnin aus Brechnuß (*Strychnos nux vomica*) und „Ignaziusbohnen“ (*Strychnos ignatii*) oder durch Strychninnitrat. In niedrigen Dosen Erhöhung des Muskeltonus, allgemeine Übererregbarkeit, Unruhe, erhöhte Sinnesempfindlichkeit, Schreckhaftigkeit, Tremor und Muskelsteifigkeit. Bei höheren Dosen Muskelzukkungen und Krämpfe anfangs der Kau- und Nackenmuskulatur, später tetanische Krampfanfälle bei erhaltenem Bewußtsein: Opisthotonus, Kontraktionen der quergestreiften Muskulatur, Aussetzen der Atmung für einige Minuten, Blutdruckanstieg und folgende Dyspnoe und Zyanose. Tod während eines Anfalls durch Asphyxie oder durch Erschöpfung möglich.

D: Intoxikation durch Kurare-Pfeilgift
E: Intoxication due to the arrow venom curare

Synonym: Curare-Vergiftung

Vergiftung mit Alkaloidgemischen, vornehmlich Kurare-Alkaloiden, unter anderem aus der Rinde von Strychnosarten (*Strychnos castelnoeana, Str. crevanxii, Str. toxifera* u.a.) und *Menispermaceen-(Chondodendron-)* Arten. Gekennzeichnet durch schlaffe Lähmung der gesamten quergestreiften Skelettmuskulatur infolge Blockierung der Azetylcholinrezeptoren der motorischen Endplatten. Zentrale Erregung durch Strychnos-Alkaloide (siehe auch Strychnin-Intoxikation). Wirkung nur auf hämatogenem Wege.

Anmerkung: Indianisches Pfeilgift im Orinoko- und Amazonasgebiet. Nach den Bevorratungsbehältern benannt: Kalebassenkurare, Topfkurare und Tubokurare. Antidot: Neostigmin.

4. Tierische Gifte

D: Intoxikation durch Schlangenbiß
E: Intoxication due to snake bite

Synonym: Giftschlangenbiß

Krankheitserscheinungen durch das beim Biß injizierte Schlangengift. Zu den giftigen Schlangen gehören die Familien der Giftnattern (*Elapidae*), der Giftvipern (*Viperidae*), der Grubenottern und Klapperschlangen (*Crotalidae*) und der Seeschlangen (*Hydrophiidae*). Es kann zwischen Lokalsymptomen, schweren inneren Blutungen, präparalytischen und paralytischen Erscheinungen unterschieden werden, die je nach Schlangenart in verschiedener Weise ausgeprägt sind. Schlangengifte enthalten neben Enzymen nicht-enzymatisch wirkende Toxine wie Neurotoxine, Kardiotoxine, Hämatotoxine und Hämorrhagine.
Die Prognose nach Schlangenbiß ist ernst; eine Behandlung durch spezifische Antiseren ist in vielen Fällen lebensrettend.

D: Intoxikation durch Giftnatternbiß
E: Intoxication due to bite of an adder

Synonym: Giftnatternbiß

Krankheitserscheinungen durch Gift, das beim Biß der Giftnattern (*Elapidae*) injiziert wird. Vorkommen in allen Erdteilen außer Europa. In Nord-, Mittel- und Südamerika vor allem: Korallenschlangen der Familien *Micruroides* und *Micrurus; in Afrika: Speikobra (Naja nigricollis)*, Ringhalskobra (*Haemachatus haemachatus*), schwarze und grüne Mamba (*Dendroaspis* species); in Asien: Kobra (*Naja* species) und Krait (*Bungarus* species); in Australien: Todesotter (*Acanthophis antarcticus*), Tigerschlange (*Notechis scutatus*), Copperhead *(Denisonia superba), Pseudechis papuanus, P. australis, P. porphyriacus.* Bei Kobras Lokalsymptome mit Schwellung, Nekrosen und häufig Schmerzen. Bei Kraits keine lokalen Bißsymptome. Bei Micrurus Spezies Schmerzen ohne Lokalsymptome. Präparalytische Symptome sind bei allen drei Arten vorwiegend neurotoxische, Kurare-ähnliche Erscheinungen. Bei den Kobras treten zusätzlich kardiotoxische Symptome auf, wie Kreislaufkollaps mit Schwitzen, Erschöpfungszustand und peripheres Kreislaufversagen durch Herzstillstand. In der paralytischen Phase kommt es zu zunehmender Parese der willkürlichen Muskulatur, Akkommodationsschwäche, Dysarthrie, Speichelfluß, Ptosis, Schluck- und Atembeschwerden. Tod durch Lähmung der Atemmuskulatur.

D: Intoxikation durch Vipernbiß
E: Intoxication due to bite of a viper

Synonym: Giftvipernbiß

Krankheitserscheinungen durch das beim Biß injizierte Gift von Vipern oder Ottern (*Viperidae*). Vorkommen: Europa, Asien und Afrika; nicht anzutreffen in Australien und auf dem nordamerikanischen Kontinent. In Europa kommen vor: Kreuzotter (*Vipera berus*), Sandotter (*V. ammodytes*), Jura- oder Aspisviper (*V. aspis*), Wiesen- oder Spitzkopfotter (*V. ursinii*), Kaukasusotter (*V. kaznakovi*) und Stülpnasenotter (*V. latasti*). Die Sandrasselotter (*Echis carinatus*) kommt im Nordosten Afrikas, auf der Arabischen Halbinsel, dem Indischen Subkontinent und in Sri Lanka vor, die Palaestinaviper vorwiegend in Palästina. In Asien besonders gefürchtet die Kettenviper (*V. russelli*), in Afrika die Puffotter (*Bitis* species).
Im klinischen Bild sind Lokalsymptome mit Schmerzen, Schwellung, Phlyktänen und anschließender schwerer Nekrose bzw. Gangrän von besonderer Bedeutung. Präparalytische Symptome kommen vor, paralytische Symptome fehlen.
Das Gift der oben genannten Schlangen enthält vorwiegend Hämatotoxine, Hämorrhagine und Kardiotoxine. Diese verursachen Hämorrhagien (Hämoptysis, Hämatemesis, Hämaturie) und u.U. Exitus durch innere, vorwiegend zerebrale Blutungen oder durch kardiovaskulären Schock, bei europäischen Vipern nur, wenn das Gift intravasal injiziert wurde.

D: Intoxikation durch Grubenottern- und Klapperschlangenbiß
E: Intoxication due to pit vipers

Synonyme: Grubenotternbiß
Klapperschlangenbiß
Cascabelabiß

Krankheitserscheinungen durch das beim Biß injizierte Gift von Grubenottern und Klapperschlangen *(Crotalidae)*. Vorkommen sowohl in der Alten als auch in der Neuen Welt. In Nordamerika und Mexiko überwiegen Bißverletzungen durch *Crotalus* species („Rattle snakes"), *Agkistrodon* („Mokassins") und *Sistrurus*. In Südamerika kommt es vorwiegend zu Bissen von *Crotalus* species (13 Arten: 11 Genus *Bothrops*, dazu *Crotalus durissus terrificus* (Cascabel) und *Lachesis muta muta* (Buschmeister)). Die überwiegende Zahl der Unfälle (52%) geht auf den Biß der außerordentlich angriffslustigen *Bothrops jararaca* zurück. In Osteuropa sind *Agkistrodon* und in Asien *Agkistrodon* und *Trimeresurus* heimisch. Unter den asiatischen *Crotaliden* ist die Malaysische Grubenotter (*Agkistrodon rhodostoma*) von Bedeutung, die für etwa 2/3 aller Unfälle verantwortlich ist.
Das Gift enthält vor allem Kardiotoxin, Zytotoxine, die Blutgerinnung fördernde Stoffe, Neurotoxine und Schmerzauslöser.
Anfangs lokale Schmerzen, später Ödem und eventuell Gangrän und Nekrose im Bereich der Bißregion. An neurologischen Symptomen finden sich Sprech-, Seh- und Schluckstörungen, Ptosis, Lähmung der Nackenmuskulatur, Koma und Tod durch Atemlähmung.
Das Gift enthält neben neurotoxischen Komponenten auch proteolytische Fermente.

D: Intoxikation durch Lanzenotter-Schlangenbiß

E: Intoxication due to bite of bothrops species

Synonyme: Lanzenotternbiß
Bothropsbiß

Krankheitserscheinungen durch Gift, das beim Biß der amerikanischen Lanzenottern, (z.B. *Bothrops atrox*) oder der asiatischen Lanzenottern (z.B. *Trimeresus*) injiziert wird. Neben starken Schmerzen, Hautverfärbungen, Nekrosen oder Ödem im Bereich der Bißstelle kommt es vor allem zu hämolytischen Erscheinungen, Kreislaufkollaps und Schock. Lähmungen treten nur bei der amerikanischen Lanzenotter auf.

D: Intoxikation durch Buschmeisterbiß

E: Intoxication due to bite of lachesis species

Synonyme: Buschmeisterbiß
Lachesisbiß

Krankheitserscheinungen durch Gift, das beim Biß der Buschmeister (*Lachesis muta muta*) injiziert wird. Nekrose der Bißstelle und Gerinnungsstörungen mit Epistaxis, Hämaturie, Hämatemesis und Meläna. Der Tod kann durch zerebrovaskuläre Blutungen eintreten.
Das Gift enthält hämatotoxische Komponenten.

D: Intoxikation durch Seeschlangenbiß
E: Intoxication due to bite of hydrophiidae species

Synonym: Seeschlangenbiß

Krankheitserscheinungen durch das beim Biß von Seeschlangen (*Hydrophiidae*) injizierte Gift. Vorkommen in tropischen Küstengewässern Nordostafrikas, Asiens und Mittelamerikas. Schmerzfreier Biß, auch keine sonstigen lokalen Symptome. Nach einer Stunde Areflexie, Paresen und Muskelschmerzen. 3 bis 6 Stunden nach Biß Myoglobinurie, Ptosis, Lähmung der Nackenmuskulatur, Koma und Exitus durch Atemlähmung.
Das Gift enthält Neurotoxine, Lecithinase (Haematolyse), Antikoagulase (Gerinnungsstörung) und Hyaluronidase.

D: Intoxikation durch Helodermabiß
E: Intoxication due to bite of heloderma

Synonyme: Vergiftung durch Biß giftiger Eidechsen
Krustenechsenbiß
Helodermabiß
Gila-Monsterbiß

Krankheitserscheinungen durch den Biß von Krustenechsen oder Gila monster (*Heloderma suspectum* (Schauereidechse) und *H. horridum*), die im Südwesten der Vereinigten Staaten und in Mexiko vorkommen. Lokal Ödeme und starke Schmerzen, außerdem Übelkeit, Erbrechen, Dyspnoe und generalisierte tonisch-klonische Anfälle, anschließend Lähmungserscheinungen. Todesfälle sind selten, kommen aber bei geschwächten und kranken Personen vor.
Kardiotoxisches und neurotoxisches Gift, das beim Zubeißen über Giftrinnen der Unterkieferzähne in die Bißwunde gelangt. Ein Antiserum ist nicht erhältlich.

D: Intoxikation durch Farbfrösche
E: Intoxication due to dendrobatidae

Synonyme: Batrachotoxin-Vergiftung
Kokoigift-Vergiftung
Vergiftung durch das Gift der Pfeilgiftfrösche

Krankheitserscheinungen durch Resorption oder Instillation der Hautdrüsensekrete von Farbfröschen (*Dendrobatidae*). Der Baumsteigerfrosch (*Phylobates aurotaenia*) aus Südamerika liefert das Pfeilgift „Kokoi". Es enthält das neurotoxisch wirkende Batrachotoxin sowie das Muskelgift mit hämolytischem Charakter Pumiliotoxin. Es kann zu stundenlangen Atemkrämpfen und Kreislaufstörungen kommen. Die Neurotoxine verursachen eine irreversible Blockierung der Nervenendplatten.

Anmerkung: Vorsicht bei der Haltung von Farbfröschen in Terrarien. Es gibt kein Gegengift!

D: Intoxikation durch Pfeiffrösche
E: Intoxication due to leptodactylinae

Synonym: Vergiftung durch Hautdrüsensekret der Pfeiffrösche

Krankheitserscheinungen durch Resorption oder Instillation von Hautdrüsengiften der Pfeiffrösche (*Leptodactylinae*).
Das Hautsekret des Pfeiffrosches (*Leptodactylus*) enthält vor allem Serotonin und Leptodactylin, das die Nervenimpulsübertragung zunächst steigert, sie dann aber blockiert. Das Sekret kann auch Candicin enthalten, das zum neuromuskulären Block führt. Durch den zusätzlichen Gehalt an Histamin kann es auch zu Blutdrucksenkung und Kreislaufstörungen kommen.

D: Intoxikation durch Spinnentiere
E: Intoxication due to spider bite

Synonym: Spinnenbiß

Krankheitserscheinungen durch den Biß von Giftspinnen. Dazu gehören: Dornfingerspinne (*Chiracanthium punctorium*), Schwarze Witwe (*Latrodectus*), Braune Spinne (*Loxosceles*), Wanderspinne (*Phoneutria*), Tarantel (*Lycosa tarentula*) und Vogelspinnen (*Aviculariidae*). Je nach Spinnenspezies unterschiedliche Giftwirkung, die von den neurotoxischen, hämatotoxischen oder zytotoxischen Giftanteilen bestimmt wird. Leber- sowie Nierenschäden werden ebenfalls beobachtet. Meist entweder Lokalsymptome mit Nekrosen mit oder ohne starken Lokalschmerz oder Allgemeinsymptome mit Schweißausbruch, Beklemmung, Atembeschwerden, Sprechstörungen, Erregungszuständen, Schmerzen der Bauch- und Gesichtsmuskulatur sowie Todesangst.

D: Intoxikation durch Dornfingerspinnenbiß
E: Intoxication due to bite of chiracanthium punctorium

Synonym: Dornfingerspinnenbiß

Vergiftung durch Biß der Dornfingerspinne (*Chiracanthium punctorium*), die in Deutschland (Odenwald, Rheinhessen), Italien, Jugoslawien, Schweiz und Frankreich verbreitet ist. Intoxikationssymptome sind stechender, brennender Schmerz, blaurote Verfärbung der Bißstelle, später gestörtes Allgemeinbefinden mit Schüttelfrost, Brustbeklemmung, Kreislaufkollaps, gelegentlich Übelkeit, Erbrechen, Kopfschmerzen und leichter Temperaturerhöhung.

D: Intoxikation durch Biß der schwarzen Witwe
E: Intoxication due to bite of latrodectus

Synonyme: Latrodectusbiß
Latrodectus-Intoxikation
Latrodectismus

Vergiftung durch Biß von Spinnen der Familie *Latrodectus.* Vorkommen: In Südeuropa die Malmignatte (*Latrodectus mactans tredecimguttatus*), in Süd-, Mittel- und Nordamerika *Latrodectus mactans mactans* und in Afrika, Australien und Neuseeland weitere Arten. Intoxikationssymptome bestehen in starken Schmerzen im Bereich aller inneren Organe mit glatter Muskulatur bei meist fehlenden Symptomen an der Bißstelle, aus Brustbeklemmung mit Todesangst, Atembeschwerden und Sprachstörungen. Besonders charakteristisch Schweißausbruch im Gesicht und Verkrampfung der Kaumuskeln (Gesichtsgrimasse). Starker Bauchmuskelkrampf, Miktions- und Nierenstörungen. Todesfälle kommen vor.
Das Toxin wirkt neurotoxisch, insbesondere auf das Rückenmark (Latrodectismus).

D: Intoxikation durch Biß der braunen Spinne
E: Intoxication due to bite of loxosceles

Synonyme: Loxoscelesbiß
Loxosceles-Intoxikation
Loxoscelismus

Vergiftung durch Biß einer Spinne der Familie *Loxosceles.* Vorkommen: wenige giftige Arten im Mittelmeerraum, die gefährlichen *Loxosceles laeta* und *L. reclusa* vorwiegend im Süden und Südwesten der Vereinigten Staaten und in Mittel- und Südamerika. Intoxikationssymptome: Einige Zeit nach dem Biß Schmerzen, Anschwellen der Bißstelle, in schweren Fällen dunkelrote Verfärbung und Blasenbildung mit schwerer Nekrose. In 20% der Fälle treten schwere Leber- und Nierenschädigungen mit tödlichem Ausgang auf.
Die Toxine wirken zytotoxisch und hämolytisch (Loxoscelismus). Das Gift enthält außerdem Neurotoxine. Die Struktur der Verbindungen ist nicht bekannt.

D: Intoxikation durch Wanderspinnenbiß
E: Intoxication due to bite of phoneutria fera

Synonyme: Wanderspinnenbiß
Kammspinnenbiß

Vergiftung durch Biß der gefährlichen und angriffslustigen Wanderspinne (*Phoneutria fera*), die in Brasilien vorkommt, aber mit Schiffsladungen verschleppt werden kann. Sie gehört zur Familie der Kammspinnen. Klinisch starke Schmerzen, Ptosis, Sehstörungen, Koordinationsstörungen, Atemnot und Herzarrhythmien. Tod durch Atemlähmung ist möglich.
Starkes Neurotoxin, das sowohl auf das zentrale als auf das periphere Nervensystem wirkt.

D: Intoxikation durch Tarantelbiß
E: Intoxication due to bite of lycosa tarentula

Synonym: Tarantelbiß

Vergiftung durch Biß der Spinne *Lycosa tarentula* aus der Familie der Wolfsspinnen (*Lycosidae*). Vorkommen in Italien, Spanien und auf Sardinien sowie in allen tropischen und subtropischen Regionen. Die bekannteste Art Südamerikas ist *Lycosa erythrognata.* Beim Biß entstehen lokale Nekrosen, die ohne Narbenbildung abheilen. Allgemeinsymptome fehlen. Todesfälle sind nicht bekannt.
Die Lycosa-Toxine sind zytotoxisch.

D: Intoxikation durch Vogelspinnenbiß
E: Intoxication due to spider bite

Synonyme: Vogelspinnenbiß
Atraxbiß (Teilform)
Harpactirellabiß (Teilform)

Vergiftungserscheinungen nach Biß von Vogelspinnen. Hauptsymptom: Lokalschmerz. Weitere Symptome kommen normalerweise nicht vor. Sekundärinfektion durch Verschmutzung der Bißwunde ist möglich. Zu den gefährlichen Vogelspinnen gehören *Atrax* aus Australien und *Harpactirella* aus Südafrika.

Anmerkung: Die bis zu 25 cm großen Vogelspinnen sind im allgemeinen ungefährlich.

D: Intoxikation durch Atraxbiß
E: Intoxication due to bite of atrax

Synonyme: Atraxbiß
Trichterspinnenbiß

Vergiftungserscheinungen nach Biß der Trichterspinne (*Atrax*) aus der Familie der Vogelspinnen. Vorkommen: Australien. Nach dem Biß der ungefähr 5 cm großen Atrax tritt bis zu mehrere Tage anhaltender Schmerz mit Erythem der Bißstelle auf, Nekrosen fehlen. Schon 10 Minuten nach Biß stellen sich Übelkeit, Erbrechen, abdominale Koliken, Diarrhöe, Schweißausbruch, Speichel- und Tränenfluß und schwere Dyspnoe ein. Der Blutdruck kann stark ansteigen, um später hypoton zu werden. Es folgen lokalisierte und generalisierte Muskelzuckungen. Der Patient wird somnolent, und durch Hypotonie, Hypoxie und Asphyxie tritt unbehandelt der Tod ein.
Die Giftstruktur des Atratoxin ist nicht bekannt. Es enthält neurotoxische und kardiotoxische Komponenten.
Symptomatische Therapie. Ein Antiserum gibt es nicht.

D: Intoxikation durch Harpactirellabiß
E: Intoxication due to bite of harpactirella

Synonyme: Harpactirellabiß
Falltürspinnenbiß

Vergiftungserscheinungen nach Biß der Falltürspinne (*Harpactirella*) aus der Familie der Vogelspinnen. Vorkommen: Südafrika. Der Biß verursacht starken Lokalschmerz und Kollapszustände.
Symptomatische Therapie. Ein Antiserum gibt es nicht.

D: Intoxikation durch Skorpionstiche
E: Intoxication due to sting of scorpion

Synonym: Skorpionstich

Krankheitserscheinungen durch Stich von Skorpionen (*Scorpionea*). Zu den für den Menschen gefährlichen Skorpionen gehören in den Südstaaten der USA, in Mexiko und Zentralamerika die Spezies *Centruroides*, in Südamerika (Brasilien) die Gattung *Tityus*, in Indien, Nordafrika und im Mittelmeerraum die Gattungen *Androctonus, Buthacus, Leiurus, Buthotus* und *Buthus* und in Südafrika die Gattung *Parabuthus*. Die Vergiftungserscheinungen sind sehr unterschiedlich und können je nach Spezies harmlos verlaufen oder tödlich enden. Gefährdet sind hauptsächlich Kinder unter 16 Jahren, weniger Erwachsene.
Die Therapie der Wahl ist spezifisches oder polyvalentes Skorpion-Antiserum.

Anmerkung: Schlangen-Antiserum ist nicht wirksam.

D: Intoxikation durch Androctonusstich
E: Intoxication due to sting of scorpion species androctonus

Synonyme: Androctonusstich
Vergiftung durch Androctonusstich

Krankheitserscheinungen durch den Stich von Skorpionen der Gattung *Androctonus*, die in Indien, Nordafrika und den Mittelmeerländern beheimatet sind. Kinder sind stärker gefährdet als Erwachsene. Gleiche Vergiftungssymptome wie bei Intoxikation durch *Centruroides*- und *Tityus*-Arten. Zusätzlich bestehen häufig Zyanose, Kopfschmerzen, Meteorismus, Leibschmerzen und Erbrechen. Anfangs Tachykardie, später Bradykardie mit Hypothermie und generalisiertem Erythem, schließlich Schock und Bewußtlosigkeit sowie Tod durch Herzversagen oder Atemstillstand.
Das Toxin enthält vorwiegend neurotoxische und kardiotoxische Giftkomponenten.

D: Intoxikation durch Buthacusstich
E: Intoxication due to sting of scorpion species buthacus

Synonyme: Buthacusstich
Vergiftung durch Buthacusstich

Krankheitserscheinungen durch den Stich von Skorpionen der Gattung *Buthacus*, die in Indien, Nordafrika und den Mittelmeerländern beheimatet sind. Klinische Symptomatik wie bei → Androctonusstich.

D: Intoxikation durch Buthotusstich
E: Intoxication due to sting of scorpion species buthotus

Synonyme: Buthotusstich
Vergiftung durch Buthotusstich

Krankheitserscheinungen durch den Stich von Skorpionen der Gattung *Buthotus*, die in Indien, Nordafrika und den Mittelmeerländern beheimatet sind. Klinische Symptomatik wie bei → Androctonusstich.

D: Intoxikation durch Buthusstich
E: Intoxication due to sting of scorpion species buthus

Synonyme: Buthusstich
Vergiftung durch Buthusstich

Krankheitserscheinungen durch den Stich von Skorpionen der Gattung *Buthus*, die in Indien, Nordafrika und den Mittelmeerländern beheimatet sind. Klinische Symptomatik wie bei → Androctonusstich.

D: Intoxikation durch Centruroidesstich
E: Intoxication due to sting of scorpion species centruroides

Synonyme: Centruroidesstich
Vergiftung durch Centruroidesstich

Krankheitserscheinungen durch den Stich von Skorpionen der Gattung *Centruroides*, die in einigen Südstaaten der USA, in Mexiko und Zentralamerika vorkommen. Gekennzeichnet durch starken Lokalschmerz und Hyperästhesie der verletzten Extremität. An der Stichstelle keine sichtbaren Veränderungen. Danach Schluck- und Atembeschwerden, Erregungszustand, tonische Muskelkrämpfe mit Emprosthotonus oder Opisthotonus, starker Speichel- und Tränenfluß, Mydriasis, Nystagmus, Doppelsehen, zeitweise Blindheit, Urin- und Stuhlinkontinenz, Priapismus und Bluthochdruck. Herzversagen und Atemstillstand ist möglich. Das Centruroides-Toxin enthält vorwiegend neurotoxische und kardiotoxische Komponenten.

D: Intoxikation durch Leiurusstich
E: Intoxication due to sting of scorpion species leiurus

Synonyme: Leiurusstich
Vergiftung durch Leiurusstich

Krankheitserscheinungen durch den Stich von Skorpionen der Gattung *Leiurus*, die in Indien, Nordafrika und den Mittelmeerländern beheimatet sind. Klinische Symptomatik wie bei → Androctonusstich.

D: Intoxikation durch Parabuthusstich
E: Intoxication due to sting of scorpion species parabuthus

Synonyme: Parabuthusstich
Vergiftung durch Parabuthusstich

Krankheitserscheinungen durch den Stich von Skorpionen der Gattung *Parabuthus*, die in Südafrika beheimatet sind. Klinische Symptomatik wie bei →Androctonusstich.

D: Intoxikation durch Tityusstich
E: Intoxication due to sting of scorpion species tityus

Synonyme: Tityusstich
Vergiftung durch Tityusstich

Krankheitserscheinungen durch den Stich von Skorpionen der Gattung *Tityus*, die vorwiegend in Südamerika (Brasilien) beheimatet sind. Kinder sind stärker gefährtet als Erwachsene. Je nach Schwere der Vergiftung Krankheitsbild durch mehr oder weniger stark schmerzende Lokalsymptome und neurotoxische und kardiotoxische Symptome wie bei Intoxikation durch →Centruroides-Arten gekennzeichnet. Häufig anfangs Hypotonie mit nachfolgender Hypertonie unter gleichzeitiger Arrhythmie und u. U. späterem Herzversagen mit Schock und Lungenödem.
Pathophysiologisch konnte eine selektive Wirkung des Giftes auf sympathische und parasympathische Zentren der Medulla oblongata nachgewiesen werden.

D: Intoxikation durch Hundertfüßlerbiß
E: Intoxication due to bite of venomous centipede

Synonyme: Chilopodenbiß
Scolopenderbiß
Hundertfüßler-Vergiftung
Chilopoden-Intoxikation
Scolopender-Intoxikation

Krankheitserscheinungen durch den Biß von Hundertfüßlern (*Chilopoden*), unter ihnen besonders der Scolopender (*Scolopendra*), die vorwiegend in Mittel- und Südamerika vorkommen. Der Biß verursacht lokal starke Schmerzen, Ödem, später Nekrose. Letaler Verlauf ist möglich; über Todesfälle wurde jedoch in den letzten Jahren nicht mehr berichtet. Das Toxin wurde bisher nicht chemisch und toxikologisch untersucht; es soll aber neurotoxisch wirken.

Anmerkung: Die Tausendfüßler (*Myriapoden*) sind für den Menschen ungefährlich, da sie keine Beißwerkzeuge haben.

D: Intoxikation durch Hymenopterastiche
E: Intoxication due to hymenoptera

Synonyme: Bienenstich (Teilform)
Wespenstich (Teilform)
Hornissenstich (Teilform)
Hummelstich (Teilform)

Krankheitserscheinungen durch das beim Stich von Bienen, Wespen, Hornissen und Hummeln injizierte Gift. Gekennzeichnet durch lokalen Schmerz, Schwellung und Rötung. Gefährlich sind die Stiche aller Arten durch mögliche anaphylaktische Reaktion oder durch Stiche in Mund- und Rachenraum mit nachfolgendem starkem Ödem und Erstickungsgefahr. Nur bei sehr zahlreichen Stichen kommt es zu Fieber, Schüttelfrost, Benommenheit, Kopfschmerzen, Erbrechen, Ohnmacht und generalisierten tonisch-klonischen Anfällen. Der Tod kann durch Atemlähmung oder Lungenödem eintreten.
Die Toxine enthalten 1. biogene Amine (Histamin, Serotonin und Acetylcholin), 2. Peptide (Apamin, Melittin, Wespen-Kinin, Hornissen-Kinin) und 3. Enzyme (Phospholipase A und B sowie Hyaluronidase). Histamin, Serotonin und Acetylcholin zählen zu den schmerzerzeugenden Substanzen. Für den akuten Effekt auf den Kreislauf ist vor allen Dingen das Serotonin verantwortlich, für die Herzwirkung des Hornissengiftes das Acetylcholin. Unter den Peptiden erniedrigt das Kinin den Blutdruck, das Apamin wirkt auf das zentrale Nervensystem in Form einer Hypermotilität. Das Melittin, das nur im Bienengift vorkommt, wirkt vorwiegend hämolysierend, aber auch anregend oder lähmend auf die Herzfunktion.

Anmerkung: Beim Stich einer Wespe oder Hornisse werden ungefähr 0,1 mg Gift (Trockensubstanz) abgegeben; um die letale Dosis beim Menschen zu erreichen, sind mehrere tausend Stiche nötig.

D: Intoxikation durch Ameisenstiche
E: Intoxication due to sting or bite of formicidea

Synonyme: Feuerameisenstich (Teilform)
Solenopsisstich (Teilform)
Dinoponerastich (Teilform)
Paraponerastich (Teilform)
Myrmecinaestich (Teilform)
Paltothyreusstich (Teilform)

Krankheitserscheinungen durch Stiche von Ameisen (*Formicoidea*) einiger tropischer Arten; dazu gehören die Familien der *Dinoponera, Paraponera, Myrmecina* und *Paltothyreus.* Nur die weiblichen Tiere dieser Ameisenarten besitzen einen Stachel. Ihre Stiche sind außordentlich schmerzhaft und in ihrer Wirkung stärker als Hornissen- oder Bienenstiche. Sie können Fieber, Entzündung und Paralyse hervorrufen. Das Gift der sogenannten Feuerameise (*Solenopsis*) ist besonders gefürchtet. Außer in tropischen Regionen kommt sie vorwiegend in den Südstaaten der Vereinigten Staaten von Amerika (Alabama, Georgia, Missisippi, Texas und im Norden Floridas) in zunehmendem Maße vor. Die in den USA beheimateten *Solenopsis germinata, S. xyloni* und *S. aurea* sind relativ harmlos. *S. invicta, S. richteri, S. saevissima* und *S. bondari*, die aus Südamerika eingeschleppt wurden, sind wegen ihrer Angriffslust und ihrer schweren Stichsymptomatik gefürchtet.
Das Krankheitsbild ist durch starke Schmerzen, Rötung an der Stichstelle bis hin zu ausgeprägtem Ödem und eventuell Nekrose mit Ulcus gekennzeichnet. Durch anaphylaktischen Schock kann es zu Bewußtlosigkeit und Tod kommen.
Das Gift besteht aus einem Alkaloidgemisch mit cis- und/oder trans-2-Methyl-6n-Alkylpiperidinen.

D: Intoxikation durch Zeckenstich
E: Intoxication due to tick bite

Synonyme: Zeckenstich
Zeckenlähmung

Akute Krankheitserscheinungen durch das beim Stich verschiedenartiger Zecken injizierte Gift. Verbreitet in den Monaten April bis Juni im Nordwesten der Vereinigten Staaten, in Britisch-Kolumbien und Australien, aber auch in Europa. Symptome sind Müdigkeit und allgemeines Krankheitsgefühl, distale Parästhesien, gefolgt von schlaffen Lähmungen der unteren, dann der oberen Extremitäten, des Stammes und schließlich von Schluck- und Atemlähmung. Die Eigenreflexe erlöschen. Sensible Ausfälle kommen nicht vor, aber öfter Ptosis und Doppelbilder sowie häufig Mydriasis. Auffällig rasche Erholung innerhalb von 2 Tagen nach Zekkenentfernung.
Wirkungsort des Toxins dürften die motorischen Endplatten sein.

Anmerkung: Nicht zu verwechseln mit der sogenannten Zecken-Enzephalitis (FSME) und der durch Zecken übertragenen Meningo-Radikulitis.

D: Intoxikation durch Quallengift
E: Intoxication due to venomous jellyfishes

Synonym: Quallen-Vergiftung

Akute Krankheitserscheinungen durch den Kontakt mit den Fangarmen (Tentakeln) verschiedener, vor allem tropischer Quallen (*Scyphozoa*), wie z. B. der Würfel- oder Feuerqualle (*Cubo medusae*) in flachen Küstengewässern und Flußmündungen, der Portugiesischen Galeere (*Physalia physalis*) im Atlantik, der Seewespen (*Chironex fleckeri*) vorwiegend an den Küsten Australiens, und *Chiropsalmus quadrigatus* in allen tropischen Gewässern. Klinische Erscheinungen sind schmerzhafte Striemen auf der Haut, nach wenigen Minuten Kopfschmerzen, Schüttelfrost, Schwächegefühl, Unruhe, Muskelkrämpfe, Opisthotonus, Atemnot, Lungenödem und Atemlähmung.
Toxine sind Myo-, Neuro-, Hämo- und Kardiotoxine; letztere können bei der gefährlichen Seewespe innerhalb von Minuten nach Berührung zum Tode führen.

D: Intoxikation durch giftige Kegelschnecken
E: Intoxication due to venomous cones

Synonyme: Kegelschneckenstich
Kegelschnecken-Vergiftung

Krankheitserscheinungen durch ein beim Stich von Kegelschnecken (Toxoglossa-Giftzüngler) injiziertes Gift. Giftige Exemplare sind: *Conus marmorens, C. striatus, C. textile, C. geographus,* die vorwiegend an den Küsten von Ostafrika und Australien, aber auch von Polynesien und Hawaii und polarer Gebiete vorkommen. Klinisches Bild mit lokalen Parästhesien, die sich in der Folge über den ganzen Körper ausbreiten, gefolgt von Taubheitsgefühl, Gleichgewichtsstörungen, Doppelbildern und weiteren Lähmungen. In schweren Fällen kann der Tod eintreten.
Das Gift besteht aus Peptiden, sogenannten Conotoxinen.

D: Intoxikation durch Tintenfischbiß
E: Intoxication due to bite of octopus

Synonyme: Tintenfisch-Vergiftung
Oktopus-Vergiftung

Krankheitserscheinungen durch das beim Biß giftiger Tintenfische injizierte Gift. Vorkommen vor allem in Australien (*Hapalochlaena maculosa* und *H. lunata*). Gekennzeichnet durch wenige Minuten nach dem Biß auftretende Parästhesien um den Mund und generalisierte schlaffe Lämungen. Die Vergiftung kann durch Atemlähmung tödlich enden.
Die toxische Substanz Maculotoxin ist dem Tetrodotoxin ähnlich und wirkt auf die Nervenleitung und die neuromuskuläre Impulsübertragung.

D: Intoxikation durch Stechrochenstich
E: Intoxication due to venomous sting-ray injury

Synonym: Rochenstich

Krankheitserscheinungen durch das beim Stich von Süßwasser- und Meeresstechrochen (*Dasyaidae*), z.B. Stachelrochen, Schmetterlingsrochen und Adlerrochen, injizierte Gift. Verbreitung in allen Küstengebieten der Weltmeere sowie in Flußsystemen Südamerikas, Afrikas und Asiens. Nach Verletzung kommt es innerhalb weniger Minuten zu extrem starken Schmerzen im betroffenen Körperteil, Schweißausbruch, Übelkeit, Erbrechen, Schock, Kopfschmerzen und Benommenheit. Ferner können Crampi, Muskelfaszikulieren und Lähmungen auftreten.
Das Toxin besteht aus Proteinen und Fermenten und ist thermolabil.

D: Intoxikation durch Stich des Zebrafisches
E: Intoxication due to sting of zebrafish

Synonyme: Zebrafischstich
Rotfeuerfischstich

Krankheitserscheinungen durch das beim Stich des Zebrafisches (*Pterois volitans*) injizierte Gift. Gekennzeichnet durch heftigste lokale Schmerzen und Schwellung, später Gangrän, Blutdruckabfall, Delirium, Diarrhöe und generalisierte tonisch-klonische Anfälle.
Das Gift ähnelt dem des Rochens.

D: Intoxikation durch Stich des Steinfisches
E: Intoxication due to sting of stonefish

Synonym: Steinfischstich

Krankheitserscheinungen durch das beim Stich des Steinfisches injizierte Gift. Vorkommen in Japan und Australien (*Synanceja horrida, S. trachinus, S. verrucosa*). Gekennzeichnet durch heftigste lokale Schmerzen, Schwitzen, Diarrhöe, Erbrechen und Bewußtlosigkeit. Lähmung der quergestreiften und glatten Muskulatur. Nicht selten letal.
Das neurotoxisch wirkende Gift besteht aus einem Proteingemisch. Eine spezifische Therapie durch Antiseren ist bekannt.

D: Intoxikation durch Stich des Petermännchens
E: Intoxication due to sting of venomous trachinidae

Synonyme: Trachinus-Intoxikation
Petermännchenstich
Weberfischstich

Krankheitserscheinungen durch Stich der *Trachinidae*, und zwar des Weberfisches (*Trachinus draco*) und des Petermännchens (*Trachinus vipera*), die an europäischen Küsten vorkommen. Vergiftungserscheinungen sind starke stechende Schmerzen an der Stichstelle, Schwellung, selten Angstzustände, Schwitzen, Delirien und generalisierte tonisch-klonische Anfälle. Das Gift enthält Serotonin.

D: Ernährungsbedingte Vitamin-A-Intoxikation
E: Alimentary vitamin A intoxication

Synonyme: Nahrungsbedingte Vitamin-A-Vergiftung
Ernährungsbedingte Hypervitaminose A

Krankheitserscheinungen, hervorgerufen durch den Genuß verschiedener, vorwiegend arktischer und antarktischer Tiere. Für die Krankheitserscheinungen verantwortlich ist der hohe Vitamin-A-Gehalt besonders der Leber folgender Tiere: Seewal (*Balaenoptera borealis*), Polarbär (*Thalarctos maritimus*), atlantische Bartrobbe (*Erignathus barbatus*), Grönlandrobbe (*Phoca groenlandica*), arktische Graurobbe (*Halichoerus grypus*), arktischer Fuchs (*Alopex lagopus*) und Husky (*Canis familiaris*). Die Vergiftungserscheinungen, die 2 bis 12 Stunden nach der Mahlzeit auftreten, sind gekennzeichnet durch Benommenheit, Schwindel, Kopfschmerzen, Erbrechen, Diarrhöe. Nach etwa 24 Stunden kommt es zu Hautabschuppungen um den Mund, später am ganzen Körper. Oft treten Doppelbilder, Stauungspapillen, Netzhautschäden, Erblinden und andere Symptome eines raumfordernden Prozesses (Pseudotumor cerebri) auf.

D: Saxitoxin-Intoxikation
E: Intoxication due to saxitoxin

Synonyme: Saxitoxin-Vergiftung
Saxitoxismus
Miesmuschel-Vergiftung
Muschel-Vergiftung
Dinoflagellaten-Vergiftung

Krankheitserscheinungen durch Nahrungsaufnahme verschiedener Muscheln, Austern, Seesterne, Mollusken oder Krabben. Beobachtet in England, Belgien, Frankreich, Deutschland, Norwegen, Japan, Alaska, Neuseeland, Kanada, Vereinigte Staaten und Südafrika. Kennzeichnend sind Vergiftungssymptome, die einige Minuten bis zu 12 Stunden nach der Mahlzeit auftreten: Brennen und Parästhesien in Mund und Rachen, Lähmung der perioralen Muskulatur mit nachfolgenden generalisierten Parästhesien, „Gefühl, wie in der Luft zu schweben", Schluckstörungen, Kopfschmerzen, Schwäche, Muskelschmerzen, Erbrechen, Diarrhöe, Schwitzen sowie passagere Sehstörungen. In schweren Fällen generalisierte motorische Lähmungen und Atemlähmung. Letalität 8,5%.
Das Saxitoxin wird von den Dinoflagellaten *Gonyaulax catenella, G. tamarensis, G. excavata* sowie von anderen Einzellern gebildet und während der Nahrungskette angereichert. Saxitoxin ist hitzestabil und blokkiert die Fortleitung des Nervenaktionspotentials durch spezifische Hemmung des Natriumeinstroms in die Nervenfaser.

D: Intoxikation durch giftige Krabben
E: Intoxication due to venomous shrimps

Synonym: Krabben-Vergiftung

Krankheitserscheinungen durch Verzehr giftiger Krabben wie *Zozymus aeneus, Palthypodia granulosa, Altergatis floridus* und *Eriphia sebana* sowie unterschiedlicher Königskrabben, beobachtet in Vietnam, Japan und Thailand. Symptome sind Taubheitsgefühl, Parästhesien in Mund und Rachen, Erbrechen, Kopfschmerzen und Lähmungen; die Vergiftung kann zum Tode führen.
Das Toxin ist unbekannt.

D: Intoxikation durch giftige Seeanemonen
E: Intoxication due to venomous sea anemones

Synonym: Seeanemonen-Vergiftung

Vergiftungserscheinungen durch Verzehr der ungekochten, ein Neurotoxin enthaltenden Anemone *Rhodactis howesi*, die in Westsamoa in gekochtem Zustand als Nahrungsmittel verwendet wird. Manifestation in Form eines protrahierten Stupors, Koma mit fehlenden Reflexen und fehlender Lichtreaktion der Pupillen, nachfolgend Tod im Lungenödem.

D: Intoxikation durch Seegurken oder Seewalzen
E: Intoxikation due to holothurioidea

Synonyme: Vergiftung durch Seegurken oder Seewalzen
Holothurien-Intoxikation

Krankheitserscheinungen durch Verzehr von Speisen, die aus Seegurken und Seewalzen (*Holothurioidea*) zubereitet werden, wobei auf Entfernung der Toxine nicht geachtet wurde. Gekennzeichnet in leichten Fällen durch Diarrhöe, in schweren Fällen durch Lähmungen und Tod.
Die Holothurien oder Seegurken enthalten in ihren Hautdrüsen und ihrem Cuvierschen Organ ein giftiges Sekret, das zum Schutz der im Küstensand aller subtropischen und tropischen Meere lebenden Tiere dient. Das Toxin besteht aus Steroidglykosiden mit neurotoxischer Komponente.

D: Tetrodotoxin-Intoxikation
E: Intoxication due to tetrodotoxine

Synonyme: Tetrodotoxin-Vergiftung
Fugufisch-Vergiftung
Kugelfisch-Vergiftung
Igelfisch-Vergiftung

Vergiftungserscheinungen, die nach dem Verzehr verschiedener Fischarten aus den Gattungen der *Tetraodontiden, Diodontiden, Lagocephalus, Canthigasteriden* und *Chilomycterus* beobachtet werden. Gekennzeichnet durch rasch nach dem Verzehr auftretende Schwächeerscheinungen, Schwindel, Parästhesien in Mund und Rachen, die sich auf den ganzen Körper ausbreiten, „Gefühl, wie in der Luft zu schweben", Schluckstörungen, Erbrechen, Aphonie und Schwitzen. Terminal generalisierte tonisch-klonische Anfälle und Atemlähmung. In schweren Fällen Bradykardie und Hypotonie. Hohe Letalität.
Die Giftigkeit der Fische ist während der Laichzeit am größten. Höchste Toxinmengen finden sich in Ovarien, Testes, Rogen und Leber. Unterschiedliche Giftkonzentrationen in Organen und bei beiden Geschlechtern der einzelnen Fischarten. Kochen zerstört das Gift nicht. Das Tetrodotoxins ist eines der stärksten bekannten Toxine und verursacht einen Nervenleitungsblock durch Hemmung des Natriumeinstroms in die Nervenfaser.

D: Ciguatera-Intoxikation
E: Intoxication due to ciguateratoxin

Synonyme: Ciguatera-Fischvergiftung
Ciguatoxin-Vergiftung

Krankheitserscheinungen durch den Genuß normalerweise nicht gifthaltiger Speisefische wie Barrakudas, Seebarsche, Doktorfische und Papageienfische. Die Vergiftungserscheinungen treten während der ersten 4 Stunden nach der Mahlzeit auf: Übelkeit, Parästhesien im Bereich von Mund, Zunge und Rachen, gelegentlich auch der Finger. Danach können allgemeine Schwäche, Erbrechen, Schüttelfrost, Diarrhöe und Unterleibsschmerzen auftreten. Weitere Symptome: Muskelschwäche, Unruhe, Schlaflosigkeit, Dyspnoe, Hypotonie, Mydriasis, Kopfschmerzen, Rükkenschmerzen, Myalgien. In schweren Fällen Tremor, Ataxie, Areflexie, generalisierte tonisch-klonische Anfälle, Dysphagie und Koma. Letaler Ausgang durch Atemlähmung.
Das Toxin oder seine Vorstufen stammen aus toxischen Algen, die von den Fischen gefressen werden. Es reichert sich in bestimmten Organen wie Leber, Testes und Eingeweiden der Fische an.

D: Elasmobranchien-Intoxikation
E: Intoxication due to elasmobranchii

Synonym: Vergiftung durch den Genuß von Haien und Rochen

Krankheitserscheinungen vorwiegend durch Verzehr von Lebern verschiedener tropischer und arktischer Haie und Rochen. Erste Symptome innerhalb von 30 Minuten sind Übelkeit, Erbrechen, Leibschmerzen, Kopfschmerzen, kalter Schweiß, orale Parästhesien und brennendes Gefühl des oberen Verdauungstraktes. Bei schweren Vergiftungen treten neurologische Symptome in den Vordergrund wie Muskelschwäche, Trismus, Muskelkrämpfe, Blepharospasmus, Mydriasis, Ataxie, Delirium, Dysurie, respiratorische Insuffizienz und Koma. Nicht selten letal.
Neben dem bisher chemisch und toxikologisch nicht bestimmten Gift ist möglicherweise der hohe Vitamin-A-Gehalt der Leber für die Intoxikation verantwortlich.

D: Halluzinogene Fischintoxikation
E: Hallucinatory fish intoxication

Synonym: Halluzinogene Fischvergiftung

Krankheitserscheinungen durch Verzehr von verschiedenen Korallenfischen des Pazifischen und Indischen Ozeans (Meeräschen und Ziegenfische wie z.B. *Mugil cephalus, Neomyxus chaptalli, Paraupeneus chrysserydros, Upeneus arge*). Vergiftungserscheinungen werden durch den Genuß von Kopf und Fleisch der Fische ausgelöst; sie treten innerhalb von Minuten bis 2 Stunden nach der Mahlzeit auf und dauern selten länger als 24 Stunden an. Symptomatik: Schwindel, Gleichgewichts- und Koordinationsstörungen, periorale Sensibilitätsstörungen, Muskelschwäche und Leibschmerzen. Kennzeichnend sind außerdem Alpträume, Halluzinationen und Depression. Todesfälle sind nicht bekannt.
Das bisher nicht identifizierte Toxin ist nicht thermostabil und wirkt vorwiegend auf das zentrale Nervensystem.

D: Fischeier-Intoxikation
E: Intoxication due to fish eggs

Synonyme: Fischeier-Vergiftung
Kaviar-Vergiftung
Ichthyo-Oo-Intoxikation

Krankheitserscheinungen durch den Genuß von Fischeiern, so auch Kaviar. Gekennzeichnet durch Erbrechen, Diarrhöe, Mundtrockenheit, Ohrensausen; in seltenen Fällen generalisierte tonisch-klonische Anfälle und Bewußtlosigkeit.

D: Fischblut-Intoxikation
E: Intoxication due to fish blood

Synonyme: Fischblut-Vergiftung
Haff-Krankheit
Ichthyo-Hämato-Intoxikation
Aalblut-Vergiftung (Teilform)

Krankheitserscheinungen durch Verzehr von Aalen und Muränen (*Anguilla* und *Muraena*). Die Symptome bestehen aus Übelkeit, Erbrechen, Leibschmerzen, intensivem Speichelfluß, Muskelschwäche, generalisierter Urticaria; gelegentlich auch Parästhesien um den Mund. In seltenen, schweren Fällen erfolgt Lähmung der Muskulatur, Atemlähmung und Tod.
Die Natur des Toxins ist nicht genau bekannt (neurotoxisches Albumin und Albuminoid).

D: Fischleber-Intoxikation
E: Intoxication due to fish liver

Synonyme: Fischleber-Vergiftung
Ichthyo-Hepato-Intoxikation

Krankheitserscheinungen, die vor allem in Japan durch Verzehr von Fischleber innerhalb von Minuten bis Stunden auftreten und durch Übelkeit, Erbrechen, Fieber, Kopfschmerzen, Gesichtsrötung und Gesichtsödem sowie fleckigen Hautausschlag gekennzeichnet sind. Später starke Schuppung der Haut. Gelenk- und Augenschmerzen kommen vor. Häufig Lebervergrößerung ohne Ikterus.
Das Gift ist nicht bekannt; möglicherweise Vitamin-A-Intoxikation.

D: Schildkrötenfleisch-Intoxikation
E: Intoxication due to ingestion of turtles

Synonym: Schildkrötenfleisch-Vergiftung

Krankheitserscheinungen durch Verzehr giftiger Schildkröten (*Caretta caretta, Erethmochelys imbricata, Chelonia mydas, Dermochelys coriacea, Pelochelys bibroni*), die im Indo-Pazifik vorkommen. Erste Symptome einige Stunden, aber auch einige Tage nach Nahrungsaufnahme, gekennzeichnet durch Brennen im Mund, pustulöse Stomatitis, Erbrechen, Diarrhöe sowie Ikterus; außerdem Hyperhidrosis, Schwindel, Lethargie und Somnolenz, die in Koma übergehen kann. Letaler Verlauf ist möglich.
Das Toxin ist unbekannt; möglicherweise stammt das Gift von marinen Algen.

IX. Intoxikationssyndrome der Neugeborenen

1. Mißbildungssyndrome

D: Embryo-fetales Alkohol-Syndrom
E: Embryo-fetopathy due to alcoholism

Synonyme: Alkohol-toxisches Mißbildungssyndrom
Alkohol-toxische Embryo-Fetopathie
Alkohol-Embryo-Fetopathie
Alkohol-Embryopathie

Durch mütterlichen Alkoholabusus während der Schwangerschaft bedingte charakteristische Entwicklungsstörung des Kindes in unterschiedlichen Schweregraden und Kombinationen, fast stets jedoch mit intrauteriner und auch postpartaler Hypotrophie, kraniofazialen Dysmorphien, insbesondere Mikrozephalie, zudem statomotorischer und mentaler Retardierung unterschiedlichen Grades, seltener mit Mißbildung innerer Organe (Herz, Urogenitaltrakt) oder der Extremitäten.

D: Embryo-fetales Syndrom durch Antiepileptika
E: Embryo-fetopathy due to antiepileptic drugs

Synonyme: Embryo-fetales Syndrom durch Antikonvulsiva
Hydantoin-Syndrom
Embryo-fetales Antiepileptika-Syndrom
Embryo-fetales Diphenylhydantoin-Syndrom

Bei mütterlicher Einnahme von u.a. Phenytoin, Phenobarbital, Carbamazepin, Valproat oder Trimethadion häufig inkomplett auftretendes Syndrom mit Wachstums- und Entwicklungsstörungen. Dabei kommt es zu Mikrozephalie, eventuell mit Intelligenzdefekten, Kleinwuchs, Gesichtsanomalien wie Sattelnase, Epikanthus, V-förmigen Augenbrauen, Hypertelorismus, Strabismus, Ptosis, tiefsitzendem Ohrenansatz mit nach vorne gefalteter Helix, ferner zu Wulstbildung der Schädelnähte und Hypoplasie von Nägeln und Endphalangen an Fingern und Zehen. Bei Einnahme mehrerer Medikamente und hohen Plasmakonzentrationen der Antiepileptika häufigeres Auftreten.

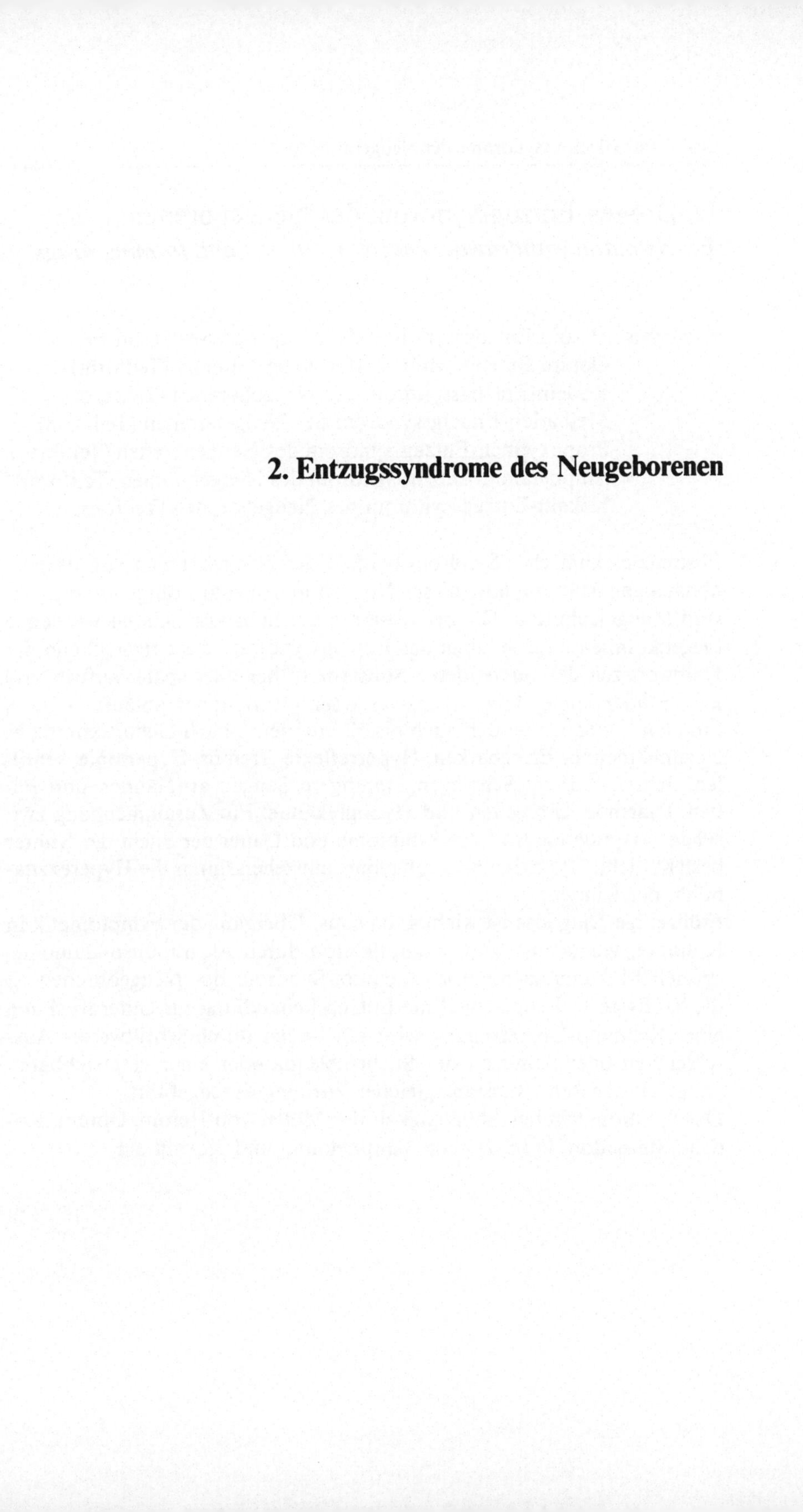

2. Entzugssyndrome des Neugeborenen

D: Drogen-Entzugssyndrom des Neugeborenen
E: Neonatal withdrawal syndrome due to habit forming drugs

Synonyme: Heroin-Entzugssyndrom des Neugeborenen (Teilform)
Opium-Entzugssyndrom des Neugeborenen (Teilform)
Kodein-Entzugssyndrom des Neugeborenen (Teilform)
Methadon-Entzugssyndrom des Neugeborenen (Teilform)
Propoxyphen-Entzugssyndrom des Neugeborenen (Teilform)
Amphetamin-Entzugssyndrom des Neugeborenen (Teilform)
Kokain-Entzugssyndrom des Neugeborenen (Teilform)

Postnatales klinisches Syndrom bei 2/3 der Neugeborenen von drogenabhängigen Müttern. 60% dieser Neugeborenen sind Frühgeborene, 37% sind Mangelgeburten. Die bei Absetzen der Substanz sichtbar werdende Gegenkompensation bedingt das Entzugssyndrom, das entsprechend der Halbwertszeit der verwendeten Substanz früher oder später auftritt und kürzer oder länger bzw. intensiver oder protrahierter abläuft. 6 bis 8 Stunden - möglich jedoch auch bis 72 Stunden - nach Geburt kommt es zu zunehmender Erregbarkeit, Hyperreflexie, Tremor, Hypertonie, schrillem Schrei, starkem Schwitzen, ständigem Saugen an Händen und Füßen, Diarrhöe, Erbrechen und Hypoglykämie. Ein Zusammenhang zwischen Ausprägungsgrad der Symptome und Dauer der Sucht der Mütter besteht nicht. Hypoxie und Frühgeburt entstehen durch die Hyperexzitabilität der Kinder.
Frühzeitige Diagnose ist wichtig, da sonst Übergang der Symptomatik in Krämpfe, Koma und Tod. Komplikation durch Aspirationspneumonie, speziell Mekoniumaspiration. Atemnot-Syndrom des Neugeborenen ist die häufigste Todesursache. Eine Entzugsbehandlung zur Unterdrückung einer Rebound-Übererregung wird am besten durch schrittweises Ausschleichen oder Absetzen der Suchtsubstanz oder einer vergleichbaren „ungefährlicheren" Substanz gleicher Wirkung durchgeführt.
Das Syndrom tritt bei Abhängigkeit der Mütter von Heroin, Opium, Kodein, Methadon, Propoxyphen, Amphetamin und Kokain auf.

D: Medikamenten-Entzugssyndrom des Neugeborenen
E: Neonatal withdrawal syndrome due to drugs

Postnatales klinisches Syndrom bei Neugeborenen von Müttern, die von Benzodiazepinen, Barbituraten und Analgetika abhängig sind. Die Entzugssymptome ändern sich hierbei von Substanz zu Substanz sowohl nach Art der Erscheinungen als auch nach Schweregrad, Verlauf und Prognose erheblich. Die Prognose ist auch ohne entsprechende Behandlung günstiger als bei Drogenabhängigkeit der Mütter; Tod ist selten.
Eine Entzugsbehandlung zur Unterdrückung einer Rebound-Übererregung wird am besten durch schrittweises Ausschleichen oder Absetzen der Suchtsubstanz oder einer vergleichbaren „ungefährlicheren" Substanz gleicher Wirkung durchgeführt.

D: Benzodiazepin-Entzugssyndrom des Neugeborenen
E: Neonatal withdrawal syndrome due to benzodiazepine

Synonyme: Diazepam-Entzugssyndrom des Neugeborenen (Teilform)
Clobazam-Entzugssyndrom des Neugeborenen (Teilform)

Postnatales klinisches Syndrom bei Neugeborenen von Benzodiazepin-abhängigen Müttern. Mögliche Symptomatik wie bei → Drogen-Entzugssyndrom des Neugeborenen, besonders auffällig jedoch in der ersten Phase (1-2 Tage) infolge Muskelhypotonie und zentrale Ateminsuffizienz sowie zunehmende Agitiertheit. Ab 3. Lebenstag Störung der Vitalfunktionen.

D: Chlordiazepoxid-Entzugssyndrom des Neugeborenen
E: Neonatal withdrawal syndrome due to chlordiazepoxide

Postnatales klinisches Syndrom bei Neugeborenen von Chlordiazepoxid-abhängigen Müttern. Mögliche Symptomatik wie bei → Drogen-Entzugssyndrom des Neugeborenen, besonders auffällig jedoch Muskelschlaffheit ab dem 3. Lebenstag und zunehmende Beeinträchtigung aller Vitalfunktionen.

D: Barbiturat-Entzugssyndrom des Neugeborenen
E: Neonatal withdrawal syndrome due to barbiturate

Postnatales klinisches Syndrom bei Neugeborenen von Barbiturat-abhängigen Müttern. Mögliche Symptomatik wie bei →Drogen-Entzugssyndrom des Neugeborenen, besonders auffällig sind jedoch Entzugserscheinungen nur bei 1/6 der Kinder am 2. bis 3. Lebenstag mit leichtem Verlauf.

D: Pentazocin-Entzugssyndrom des Neugeborenen
E: Neonatal withdrawal syndrome due to pentazocine

Postnatales klinisches Syndrom bei Neugeborenen von Pentazocin-abhängigen Müttern. Mögliche Symptomatik wie bei →Drogen-Entzugssyndrom des Neugeborenen mit Entzugserscheinungen bei etwa 1/6 der Neugeborenen und leichtem Verlauf.

D: Glutethimid-Entzugssyndrom des Neugeborenen
E: Neonatal withdrawal syndrome due to glutethimide

Postnatales klinisches Syndrom bei Neugeborenen von Glutethimid-abhängigen Müttern. Mögliche Symptomatik wie bei →Drogen-Entzugssyndrom des Neugeborenen mit Entzugserscheinungen bei etwa 1/6 der Neugeborenen und leichtem Verlauf.

Alphabetischer Index englischsprachiger Begriffe

Alphabetischer Index deutscher Begriffe

(Vorzugsbezeichnungen in Großbuchstaben, Synonyme in Groß-Klein-Schreibung)